NOUVELLES RECHERCHES

SUR LES

MALADIES CHRONIQUES

DE L'ESTOMAC.

OUVRAGE DU MÊME AUTEUR.

Sous presse pour paraître incessamment :

TRAITÉ COMPLET

DES MALADIES CHRONIQUES DU FOIE

ET DES VOIES BILIAIRES,

CONTENANT

Hépatite, Abcès, Hypertrophie, Atrophie, Cirrhose, État gras, Cancer, Kystes, Hydatides, Calculs, Hépatalgie et Altérations de la bile.

Cet ouvrage contiendra en outre l'anatomie et la physiologie des voies biliaires et sera orné d'un grand nombre de planches anatomiques.

Paris. — Imprimerie de Ad. Lainé et J. Havard, rue Jacob, 56

NOUVELLES RECHERCHES

SUR LES

MALADIES CHRONIQUE

DE L'ESTOMAC

LEURS VÉRITABLES CAUSES ET LE TRAITEMENT QUI LEUR CONVIENT,

PAR

LE Dr ROCHON (du Rhône)

AUTEUR DE LA MÉTHODE ASSIMILO-THÉRAPIQUE,

OUVRAGE ORNÉ DE PLANCHES D'ANATOMIE ET DESTINÉ AUX PERSONNES
ÉTRANGÈRES A L'ART MÉDICAL.

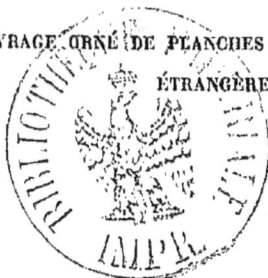

> Le problème de la médecine n'est pas d'expliquer les maladies, mais bien de les guérir.
> VIREY.

> On est à moitié guéri quand on veut sa guérison.
> SÉNÈQUE.

~~~

PARIS,

L'AUTEUR,
5, PLACE DU PONT-SAINT-MICHEL.

JULES MASSON, LIBRAIRE,
26, RUE DE L'ANCIENNE-COMÉDIE.

1861

PRÉFACE.

⸺∘∘⫶∘⫶∘∘⸺

On peut dire que de toutes les fonctions de l'économie ce sont celles appelées *digestives* qui doivent être considérées comme les plus importantes.

En effet, la *digestion* et, par conséquent, l'*absorption* et l'*assimilation* qui la suivent (et qui, réunies, constituent la *nutrition*) sont le premier moyen que la nature emploie pour la conservation matérielle des animaux, dont l'homme est la plus haute expression.

Aussi les perturbations qui surviennent dans les fonctions digestives et le dommage qui en résulte

1.

pour toutes les autres ont-ils de tout temps
frappé les observateurs, et, depuis Hippocrate
jusqu'à nous, des quantités d'ouvrages ont été
écrits sur les affections qui font le sujet de cette
courte monographie.

Mais, il faut bien le dire, malgré des travaux
admirables à beaucoup de points de vue, le plus
souvent les auteurs ont édifié leur œuvre avec les
matériaux que fournit si facilement la théorie;
aussi les faits observés sans idées préconçues ne
donnent pas toujours gain de cause à ces magnifiques utopies que l'immense talent de leurs auteurs
avait pourtant fait accepter par des générations
médicales entières.

Après avoir considéré l'estomac, et fait jouer
aux phénomènes physiologiques dont il est le siége
un rôle trop exagéré, on est tombé dans l'excès
contraire, et on a voulu réduire l'importance que
cet organe a nécessairement dans tous les actes de
la nutrition.

C'est dans un juste milieu que nous croyons

qu'il est convenable de se placer pour arriver à la
vérité, et, pour notre part, nous essayons de ne
voir des maladies de l'estomac que là où elles existent réellement.

Notre but, en publiant la monographie de ces
maladies, est de mettre les personnes étrangères à
l'art médical à même de connaître les principales
fonctions de l'appareil digestif, la description
sommaire des organes qui le composent, leur
physiologie, et surtout les altérations chroniques
dont cet organe peut être le siége, soit que ces
altérations partent de l'estomac lui-même, ou bien
qu'elles ne soient que le retentissement d'un état
maladif des autres appareils.

Nous considérons la plupart des maladies de
l'estomac comme provenant d'un vice de sécrétion
des divers fluides qui concourent à l'acte de la
digestion, et le but constant de notre méthode
est la recherche de ces vices de sécrétion qui, en
nuisant à un des premiers actes de réparation de
notre être, entretiennent les divers états maladifs.

Nous avons appelé notre méthode *assimilo-thé-*

rapique, car le traitement que nous employons a toujours pour but d'arriver à faire digérer le malade et, par conséquent, de rétablir l'assimilation des matières alimentaires nécessaires à son organisme.

Nous avons pris à tâche de nous abstenir des expressions trop techniques qui pourraient obscurcir la description de phénomènes aussi admirables que difficiles à expliquer clairement; et, pour la rendre plus facile, nous l'avons accompagnée de cinq planches anatomiques, qui permettront aux lecteurs peu initiés aux connaissances médicales de se rendre compte du siége des douleurs qu'ils éprouvent, et faciliteront l'explication des divers symptômes des affections qui font l'objet de cette étude. Nous croyons avoir énuméré avec soin les signes qui accompagnent les principales et les plus fréquentes altérations chroniques de l'estomac, et l'on pourra, dans beaucoup de cas, en rapprochant ces signes des sensations que l'on éprouve, y trouver assez de similitude pour que, adoptant aussitôt une hygiène différente, on fasse céder une indisposition très-simple au début, mais

qui pourrait promptement s'aggraver et donner
lieu, étant abandonnée à elle-même, à des altérations dont la guérison deviendrait plus difficile.

Nous ne saurions trop le redire, quand les troubles des organes digestifs persisteront après l'emploi des quelques moyens que nous conseillons,
il sera prudent de ne pas laisser s'aggraver ces
troubles et de chercher dans les secours de l'art
une prompte et durable guérison.

NOUVELLES RECHERCHES

SUR LES

MALADIES CHRONIQUES

DE L'ESTOMAC.

PREMIÈRE PARTIE.

CONSIDÉRATIONS GÉNÉRALES.

DE LA SANTÉ.

La santé pour l'homme et les animaux est l'exercice libre et facile de toutes les fonctions. Elle a été chantée par plusieurs poëtes qui l'ont célébrée en vers et en prose ; tout le monde connaît le joli tableau allégorique que l'un d'eux a fait de la santé dans ces vers :

Il est une jeune déesse
Plus agile qu'Hébé, plus fraîche que Vénus ;
Elle écarte les maux, la langueur, la faiblesse ;
Sans elle la beauté n'est plus.
Les Amours, Bacchus et Morphée
La soutiennent sur un trophée
De myrtes et de pampres orné ;
Tandis qu'à ses pieds abattue
Rampe l'inutile statue
Du dieu d'Épidaure enchaîné.

Et cette invocation brillante que l'on croirait signée de *Fénelon* :

« Bienfaisante Hygie, dont la coupe verse aux mortels le trésor de la santé, c'est de toi qu'Hébé tient sa fraîcheur et son enjouement ; c'est à toi et non pas à sa magique ceinture que Vénus doit son plus doux attrait ; le court sentier de la vie n'a de fleurs que celles dont tu le sèmes. L'infortuné sur le berceau duquel tu ne jetas pas un regard favorable n'y rencontre que d'âpres cailloux, que des ronces déchirantes ; les zéphyrs du matin apportent en vain à ses sens les parfums de la prairie ou la mélodie du bocage, le réveil de la nature n'a point de charmes pour son cœur flétri. »

Les anciens représentaient la santé sous la forme d'une jeune déesse, belle, riante, assise sur un trône, couronnée d'herbes médicinales. Les Grecs la nommaient *Hygie*, et les Romains *Salus*.

Ils offraient des sacrifices aux dieux qui la représentaient dans les temples en réputation, pour solliciter la guérison des êtres qui leur étaient chers. Celui d'*Épidaure* surtout était en grande vénération.

Le pinceau habile de *Guérin* nous a rendu une de ces intéressantes scènes. Les prêtres de ces temples inscrivaient sur les murs les guérisons obtenues, et, pendant de longues années, on n'eut pas d'autres livres.

On croit même qu'un grand nombre d'aphorismes d'Hippocrate sont extraits de cette médecine lapidaire.

La santé est donc l'état dans lequel toutes les fonctions indispensables au maintien de la vie s'exécutent *facilement, régulièrement* et *librement*. Il faut qu'il y ait harmonie et symétrie parfaite, et un équilibre constant entre les substances solides et fluides qui constituent tout l'organisme.

« L'homme qui jouit d'une bonne santé, dit *Mérat*, est heureux, gai, content ; il se console avec facilité, n'est contrarié de rien, n'a que des passions douces ; il est aimant, bon ami, bon père, bienfaisant, généreux.

« Malheureusement, il en est de la santé comme d'un bonheur tranquille : c'est un bien dont on jouit sans l'apprécier ; on n'en connaît le prix que lorsqu'on l'a perdue.»

Le corps humain n'étant qu'un composé d'une foule d'organes, qui sont chargés chacun de fonctions diverses, il faut que toutes ces fonctions s'exécutent d'une manière parfaite pour que la santé soit complète, puisque c'est cette harmonie même qui la constitue. Le principe vital, qui nous est inconnu dans son essence, mais dont le résultat est évident, coordonne cette machine compliquée, et écarte beaucoup de causes de maladies en cherchant sans cesse à rétablir l'harmonie indispensable, lorsqu'elle tend à se rompre.

Il y a beaucoup d'individus qui jouissent du privilège assez rare de conserver une santé parfaite, tout en s'écartant fréquemment des règles de l'hygiène ; mais, malgré ces heureuses exceptions, on peut dire d'une manière générale qu'une santé *toujours* et *absolument* intacte se rencontre peu, et que le plus grand nombre des individus que l'on peut considérer comme jouissant d'une régularité à peu près complète dans le jeu de toutes leurs fonctions ont une santé *moyenne*.

L'homme qui jouit d'une bonne santé a une circulation régulière, une peau rosée; il supporte sans fatigue un travail modéré, il a un bon appétit, les digestions faciles; au contraire, l'homme qui souffre a des passions tristes, il est maussade, même haineux, il fuit la société, il est disposé aux manies, aux affections nerveuses.

C'est dans une stricte observation des lois de l'hygiène que nous trouvons le moyen de conserver notre santé; le même moyen peut souvent la rétablir lorsque le trouble n'est pas porté trop loin. « La vie sobre et l'exercice, dit *Hippocrate*, entretiennent la santé. »

Comme la vie peut se définir ainsi : la faculté dont jouissent certains êtres de durer pendant un temps plus ou moins limité sous une forme déterminée, d'exercer certain ensemble d'actes; que, par le jeu régulier de leur organisme, ils peuvent se *développer*, se *conserver* et se *reproduire*, et que les fonctions digestives sont *seules* et avant tout en pouvoir de donner à l'homme les matériaux dont l'assimilation lui est nécessaire pour développer et reposer cet organisme, nous commencerons cette étude en nous occupant tout d'abord d'une manière générale de l'alimentation, cette question offrant d'ailleurs un grand intérêt au point de vue de l'hygiène et du traitement curatif des maladies que nous nous sommes proposé d'étudier.

DES ALIMENTS

EN GÉNÉRAL.

———————

On appelle aliments toutes substances naturelles qui, déposées dans l'appareil digestif, perdent, par la seule force de cet appareil, la combinaison sous laquelle elles existaient pour revêtir une autre forme qui les rend propres à renouveler le sang.

« Aucun aliment, dit *Liebig*, n'agit aussi rapidement que la viande pour reproduire de la chair, pour réparer, par une faible dépense de force organique, la substance musculaire dépensée par le travail. Les animaux carnivores sont, en général, plus forts, plus hardis, plus belliqueux que les herbivores, qui deviennent leur proie. »

Le défaut de viande dans le régime porte une atteinte fâcheuse non-seulement aux qualités physiques de l'homme, mais encore à ses facultés intellectuelles.

Helvétius considérait l'homme comme carnivore, et *J.-J. Rousseau* le disait herbivore; mais on voit bien que ces illustres penseurs ont plutôt décidé la question en philosophes qu'en anatomistes, car, comme le dit si bien le professeur *Longet* : « Il suffit de considérer son système dentaire, où figurent à la fois les molaires de l'herbivore et les canines du carnassier, son tube intestinal, qui pour la longueur tient le milieu entre celui du mouton et celui du chien, enfin ses habitudes de tous les temps et de presque tous les lieux, pour reconnaître que la nourriture qui convient à l'homme doit être *mixte*..... Le régime qui lui convient le mieux est, sans contredit, celui dans lequel il peut associer *l'usage de la viande à celui des végétaux* dans une proportion qui variera d'ailleurs suivant l'âge, le tempérament, le climat, la quantité de travail et d'efforts qui devront être produits. »

Les aliments, si variés qu'ils soient, peuvent se rapporter à trois groupes principaux :

1° Les substances grasses : *beurre, graisse, huile;*

2° Les substances végétales, que l'on appelle aussi *hydrocarbonées*, contenant du *sucre*, de *l'amidon;*

3° Les substances dites *azotées : albumine, fibrine, caséine, gélatine, gluten*, contenues dans les œufs, la viande, le lait, les céréales, etc.

Il est de toute nécessité que les substances alimentaires, lorsqu'elles sont introduites dans l'économie, subissent une série de transformations *chimiques*, transformations qui, lorsqu'elles n'ont pas lieu d'une manière complète, empêchent ces matériaux nutritifs d'être absorbés et assimilés au sang.

Des recherches sur la digestibilité des aliments ont été faites pendant un certain nombre d'années par un médecin américain, W. Beaumont, qui possédait à son service un chasseur du Canada. Cet homme avait reçu un coup de feu dans la région de l'estomac, et il avait conservé de cet accident une large ouverture (*fistule gastrique*) par laquelle W. Beaumont a pu inspecter l'intérieur de cet organe et en retirer des aliments à toutes les périodes de la digestion stomacale.

Après un grand nombre d'expériences sur diverses substances, il a pu calculer le temps moyen nécessaire à leur complète digestion, et, ayant aussi fait des expériences comparatives avec ces mêmes substances mises en contact (en dehors de l'estomac) avec le *suc gastrique,* chauffé au bain-marie, il a pu, par ce grand nombre de recherches, établir un tableau complet du temps que mettent les aliments à se transformer en *chyme,* espèce de bouillie grisâtre qui a une odeur fade et une saveur généralement acide.

C'est ce tableau que nous reproduisons ci-dessous, d'après le professeur Longet :

Tableau indiquant le temps moyen de la chymification des divers aliments dans l'estomac humain.

		h. m.			h. m.			h. m.
Riz	Bouilli	1 00	Pommes de terre	Frites	2 30	Bœuf, avec moutarde	Bouilli	3 30
Pieds de cochon marinés	Bouillis	1 00	Idem	Cuites au four	2 30	Beurre	Fondu	3 30
Tripes marinées	Bouillies	1 00	Choux pommés	Crus	2 30	Fromage vieux et fort	Cru	3 30
Œufs conservés	Crus	1 30	Moelle épinière	Bouillie	2 40	Soupe au mouton	Bouillie	3 30
Truites et saumons frais	Frits	1 30	Poulet adulte	Fricassé	2 45	Soupe aux huîtres	Bouillie	3 30
Idem	Bouillis	1 30	Tarte	Cuite au four	2 45	Pain blanc frais	Cuit au four	3 30
Soupe au gruau	Bouillie	1 30	Bœuf avec un peu de sel	Bouilli	2 45	Navets doux	Bouillis	3 30
Pommes douces et bien mûres	Crues	1 30	Pommes sures dures	Crues	2 50	Pommes de terre	Bouillies	3 30
Côtelettes de chevreuil	Bouillies	1 35	Huîtres fraîches	Crues	2 55	Œufs frais	Cuits durs	3 30
Cervelle	Bouillie	1 45	Œufs frais	Cuits clairs	3 00	Idem	Frits	3 30
Sagou	Bouilli	1 45	Loup marin frais	Bouilli	3 00	Blé vert et fèves	Bouillis	3 45
Tapioca	Bouilli	2 00	Bœuf frais, maigre	Bouilli	3 00	Bettes	Bouillies	3 45
Gruau d'orge	Bouilli	2 00	Bifteck	Grillé	3 00	Saumon salé	Bouilli	4 00
Lait	Bouilli	2 00	Porc récemment salé	Cru	3 00	Bœuf	Frit	4 00
Foie de bœuf, frais	Grillé	2 00	Porc récemment salé	Cuit à l'étuvée	3 00	Veau frais	Bouilli	4 00
			Mouton frais	Grillé	3 00	Poule domestique	Bouillie	4 00

DES ALIMENTS

Œufs frais.......	Crus.....	2 00	Idem.........	Bouilli.......	3 00	Idem.......	Rôtie.......	4 00
Stockfish........	Bouilli....	2 00	Soupe aux haricots.....	Bouillie......	3 00	Canard domestique..	Rôti........	4 00
Pommes aigres bien mûres.........	Crues.....	2 00	Soupe de poulet.......	Bouillie......	3 00	Soupe de bœuf et de légumes..........	Bouillie....	4 00
Salade de choux...	Crus....:.	2 00	Aponévroses...........	Bouillies.....	3 00	Cœur.............	Frit...... ..	4 00
Lait............	Non bouilli	2 15	Boudin aux pommes....	Bouilli.......	3 00	Bœuf salé, vieux, dur.............	Bouilli.....	4 15
Œufs frais.......	Rôtis....	2 15	Gâteau..............	Cuit au four..	3 00	Porc récemment salé.	Frit........	4 15
Coq d'Inde sauvage.	Rôti......	2 18	Huîtres fraîches........	Rôties.......	3 15	Soupe à la moelle de bœuf..........	Bouillie....	4 15
Coq d'Inde domestique...........	Rôti.....	2 30	Porc récemment salé...	Grillé........	3 15	Cartilages..........	Bouillis....	4 15
Oie sauvage......	Rôtie.....	2 30	Côtelettes de porc.....	Grillées......	3 15	Porc récemment salé.	Bouilli......	4 15
Cochon de lait.....	Rôti.....	2 30	Mouton frais..........	Rôti........	3 15	Veau frais..........	Frit........	4 30
Agneau frais......	Bouilli....	2 30	Pain de froment.......	Cuit au four..	3 15	Canard sauvage.....	Rôti........	4 30
Gâteau tendre.....	Bien cuit..	2 30	Carottes rouges........	Bouillies.....	3 15	Graisse de mouton..	Bouillie....	4 30
Navets...........	Bouillis...	2 30	Saucisse fraîche.......	Grillée......	3 20	Porc entrelardé.....	Rôti........	5 15
Hachis de viande et légumes........	Chaud....	2 30	Carrelet frais..........	Frit........	3 30	Tendon...........	Bouilli.....	5 30
Haricots en cosse..	Bouillis...	2 30	Chat marin frais.......	Frit........	3 30	Graisse de bœuf fraîche...........	Bouillie....	5 30
			Huîtres fraîches.......	A l'étuvée....	3 30			
			Bœuf frais, maigre, sec.	Rôti........	3 30			

Nous n'avons voulu qu'effleurer, dans ce chapitre, cette question des aliments considérée d'une manière générale ; nous y reviendrons avec détail, à propos des causes qui, à notre point de vue, produisent et entretiennent plusieurs maladies de l'appareil de la nutrition, et qui font le sujet spécial de cette courte monographie.

Nous allons jeter un coup d'œil rapide sur la sensation connue sous le nom de faim.

DE LA FAIM.

On appelle faim une sensation particulière qui se fait sentir à des intervalles à peu près réguliers, et que longtemps on a cru avoir son siége dans l'*estomac.*

Elle indique à nos sens la nécessité de restituer des matériaux *solides* à l'organisme pour réparer les pertes qu'il fait continuellement par les diverses *sécrétions*, la *sueur*, l'*urine*, la *perspiration pulmonaire, cutanée, etc.*, de même que la soif indique impérieusement que cet organisme a éliminé la quantité de *liquides* nécessaire à son équilibre normal.

La sensation que l'on a appelée *faim* a bien son siége dans la région *épigastrique*, mais ce n'est nullement l'*estomac* qui nous fait éprouver ce sentiment du besoin de réparation des forces, d'abord assez agréable, et auquel on a donné le nom d'appétit, et qui devient si douloureux lorsqu'on ne s'empresse pas de le satisfaire.

L'estomac peut *ne pas exister* sans que la faim cesse
de se faire sentir, et de même que le professeur *Magendie* avait prouvé que l'on pouvait *faire vomir* un animal
en remplaçant son estomac par une vessie, — de même
l'on a observé un certain nombre d'individus dont l'estomac était envahi totalement par un cancer, qui n'en éprou-
vaient pas moins le besoin de manger.

Enfin, on sait maintenant, par les expériences les plus
concluantes, que l'on fait cesser le sentiment de la faim
sans introduire aucune espèce d'aliment dans l'estomac,
et en injectant du bouillon dans les veines.

On savait du reste depuis longtemps que, dans certaines
maladies graves où l'estomac ne tolérait aucun aliment,
il était possible de nourrir les malades pendant un long
temps au moyen de *lavements de bouillon*.

L'homme, si fier de sa place au haut de l'échelle animale, descend, lorsque l'angoisse de la faim est poussée
trop loin, aussi bas que la brute. Le besoin de nourriture
est tellement impérieux, et les souffrances dont le Dante
a peint l'épouvantable tableau dans l'épisode du comte
Ugolin, sont si terribles, que celui qui les éprouve arrive
à se repaître des choses les plus immondes.

Tout dégoût est surmonté, et chacun connaît les
horribles scènes qui eurent lieu lors du siége de Paris
en 1591, où les habitants arrivèrent à faire du pain avec
des ossements humains réduits en poudre.

Les exemples de cannibalisme qui ont été produits
par la faim ne sont pas rares : les récits affreux de divers
naufrages ont trop montré que l'homme, lorsqu'il est en
proie à cette frénésie, n'était plus lui-même, et que
l'existence d'un trouble complet de l'intelligence lui faisait commettre des actes de révoltante atrocité.

Les expériences faites sur des animaux soumis à une

privation plus ou moins absolue de nourriture, ont fait voir que pendant l'inanition la vie s'entretient un certain temps aux dépens de la substance de nos organes, ainsi que le prouve la diminution progressive du poids des animaux soumis aux expériences.

Tout le monde sait avec quelle rapidité survient l'amaigrissement dans la plupart des maladies où la diète est continuée pendant un certain nombre de jours; dans cette circonstance, comme dans l'inanition, le corps *s'absorbe lui-même,* n'ayant pas d'autres matériaux de nutrition.

Les curieux et intéressants travaux communiqués récemment à l'Académie des sciences par M. Anselmier, ont prouvé qu'en employant un procédé nutritif, que cet auteur appelle l'*autophagie artificielle,* il est possible de prolonger la vie des individus dans des circonstances où la privation complète de vivres amènerait une mort très-prompte.

Ce moyen consiste à leur faire de petites saignées successives et à leur donner ce sang comme aliment.

Par cette pratique la vie pourrait être conservée deux fois plus longtemps.

Si cet ingénieux procédé avait été connu alors que certains naufrages célèbres ont fourni tant de pauvres victimes à cette mort affreuse, il est probable qu'un certain nombre de ces infortunés lui eussent été ravis; que de fois quelques heures de gagnées n'ont-elles pas suffi pour une miraculeuse délivrance !

Une affection, très-commune chez la femme, et dont nous nous occuperons dans un des ouvrages qui suivront, la *chlorose,* offre des exemples extrêmement bizarres de perversion du sentiment de la faim, puisque l'on voit les personnes atteintes de cette affection manger les substances les plus étranges, le charbon, le plâtre, les matières fécales, etc.

Les femmes en état de grossesse offrent aussi parfois les mêmes exemples de cette perversion du goût.

DE LA SOIF.

De même que la faim, le sentiment de la soif non satisfaite est des plus douloureux.

La soif est due à une diminution de la partie aqueuse du sang, par la chaleur ambiante et l'exercice, qui provoquent la sueur.

La soif qui suit le repas est favorable au travail de la digestion en nous obligeant à mouiller, à délayer les aliments solides, et favoriser ainsi leur absorption.

De même que pour la faim, on peut calmer la soif sans introduire les liquides dans la cavité de l'estomac, et l'action de se plonger dans l'eau pendant un certain espace de temps suffit pour apaiser la soif.

En effet, les expériences de Van Mons et Collard de Martigny, et toutes celles faites depuis, ont prouvé que la peau absorbe avec une grande activité. Le premier de ces expérimentateurs parle d'un malade dont la vie fut prolongée pendant quelque temps par des éponges imbibées de bouillon qu'on lui appliquait sur la peau de diverses parties du corps. On voit un exemple bien frappant de l'application de cette notion d'anatomie physiologique dans le fait rapporté par Forster dans l'*His-*

toire des voyages et découvertes dans le Nord : « Un vaisseau, allant de la Jamaïque en Angleterre, souffrit tellement d'une tempête qu'il fut sur le point de couler à
fond ; l'équipage eut aussitôt recours à la chaloupe...
Bientôt ils furent assaillis par la soif. Le capitaine leur
conseilla de ne point boire d'eau de mer, parce que l'effet
pourrait en être extrêmement nuisible ; il les invita à
suivre son exemple, et sur-le-champ il se plongea tout
habillé dans la mer, ce qu'il fit constamment ; et, chaque
fois qu'il sortait de l'eau, lui et ceux qui suivaient son
exemple trouvaient que *leur soif était apaisée* pour longtemps. Plusieurs personnes se moquèrent de lui et de
ceux qui suivaient ses conseils ; mais elles devinrent si
faibles qu'elles périrent bientôt...Quant au capitaine et à
ceux qui, comme lui, se plongeaient plusieurs fois par
jour dans la mer, ils conservèrent leur vie dix-neuf jours,
au bout desquels ils furent recueillis par un vaisseau
qui faisait voile de ce côté. » (T. Ier, p. 341, 1788.) L'a-
miral *Anson* tint une conduite semblable et obtint le
même succès dans une circonstance à peu près identique.

La soif est un besoin si impérieux que la Fable en
fait le supplice de Tantale, et les expressions figurées,
si communes dans notre langue, *soif* des richesses, *soif*
du pouvoir, suffisent pour nous faire comprendre toute
l'énergie d'une sensation qui donne lieu à des comparai-
sons aussi accentuées.

On voit que le besoin de réparation de l'économie par
l'alimentation est incessant, et que ce n'est pas impuné-
ment et sans protester que notre organisme peut être
privé des matériaux nécessaires à ses fonctions.

COUP D'ŒIL

LA STRUCTURE ET LA PHYSIOLOGIE

DE L'APPAREIL DIGESTIF.

L'estomac est l'organe principal de la digestion. *Arétée* disait que c'était l'organe de la gaieté. C'est le réservoir des aliments; il est formé de quatre membranes superposées, savoir : 1° une membrane *séreuse*, destinée à favoriser les glissements; on l'appelle le *péritoine*, elle est à l'extérieur; 2° à l'intérieur, une membrane *muqueuse*, chargée de sécréter divers sucs; 3° et entre elles il en existe deux autres qui sont de nature fibreuse et musculeuse; elles sont une sorte de charpente pour l'organe, et servent au mécanisme de sa contraction.

Cette contraction de l'estomac a lieu en présence des aliments qui sont introduits dans sa cavité, et aussi par une *irritabilité* qui lui est particulière, ainsi que *Haller* l'a prouvé par un grand nombre d'expériences.

3

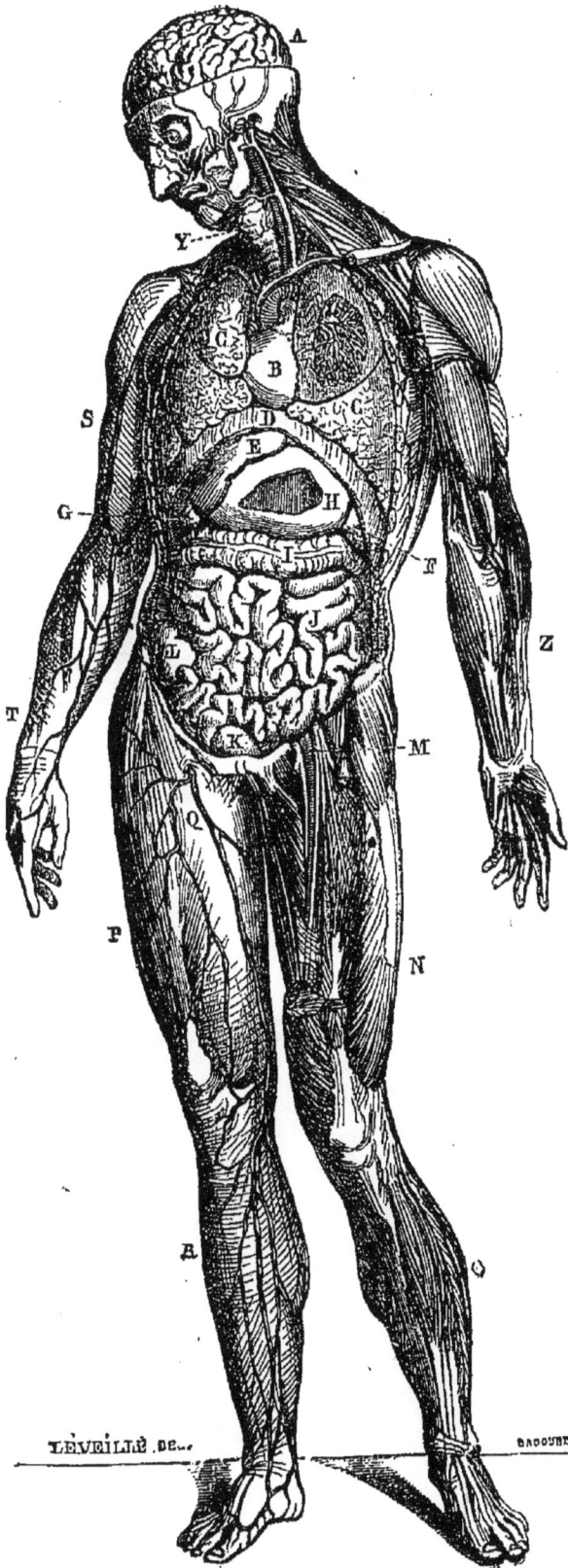

A

Y

S

G

T

P

R

B

G

D

E

H

I

L

K

Q

M

N

O

F

Z

LÉVEILLÉ DE...   BADOUREAU.

FIGURE 1.

A, Cerveau,
C C, Poumons.
B, Cœur.
D, Diaphragme.
E, Foie.
H, Estomac.
F, Rate.
Z, Muscles de l'avant-bras.
K, Vessie.
M, Artère crurale.
N, Muscles de la cuisse.
Q, Saphène interne.
L, Cæcum.
J, Intestin grêle.
O, Muscles de la jambe.
I, Côlon transverse.
Y, Larynx.
S, Veines superficielles du bras.
G, Vésicule biliaire.
T, Veines superficielles de l'avant-bras.
P, Veines superficielles de la cuisse.
R, Veines superficielles de la jambe.

Le plan musculaire de l'estomac de l'homme est doué d'une certaine force, mais qui n'approche pas à beaucoup près de celle dont est pourvu cet organe dans d'autres classes d'animaux, les *gallinacés* par exemple.

Réaumur et Borelli ont démontré que le 3º estomac des coqs d'Inde (gésier) peut triturer des noyaux de pistache et d'olive, qui sont très-résistants.

Redi et Magaloti, à l'académie del Cimento, ont varié ces expériences à l'infini.

Ils introduisirent des sphères de verre dans l'estomac de ces animaux, et elles furent réduites à l'état pulvérulent; des tubes de fer recouverts d'étain furent courbés et aplatis.

Enfin, Spallanzani leur ayant fait avaler des balles de plomb hérissées d'aiguilles, et d'autres garnies de petites lames tranchantes, vit l'estomac de ces animaux détruire, sans en être blessé, tout cet appareil barbare. — Borelli estimait à 534 livres la force déployée par le gésier de cette espèce de gallinacés. — Bien loin que l'estomac de l'homme ait une pareille force, il laisse passer des semences presque molles sans les attaquer.

L'estomac de l'homme a la forme d'une cornemuse, avec deux orifices : 1º le *cardia*, qui fait suite à l'œsophage (qui n'est que la continuation de la bouche et du pharynx), et 2º le *pylore* (portier); celui-ci forme la limite qui sépare l'intestin grêle de l'estomac.

Dans quelques affections graves de cet organe, ces orifices, dont le libre jeu est si nécessaire dans l'acte de la digestion, se trouvent envahis l'un ou l'autre par des dégénérescences de tissus qui en oblitèrent l'entrée et offrent des difficultés de traitement très-souvent insurmontables.

Nous allons maintenant dire quelques mots de ce que

l'on a appelé le *suc gastrique;* ce liquide, sécrété par la membrane muqueuse de l'estomac, a été l'objet d'expériences et de recherches de la plus haute importance au point de vue des maladies qui nous occupent.

Du suc gastrique.

Le suc gastrique, que Van Helmont appelait l'eau-forte de l'économie, le grand dissolvant de la nature, est un liquide qui agit sur les aliments pendant leur séjour dans l'estomac. Il est sécrété par une multitude de glandes situées à la portion cardiaque de cet organe.

D'après les expériences de M. Goll (de Zurich), il en est sécrété, en moyenne, 500 grammes à l'heure. Ce suc est constamment acide à l'état physiologique, et lorsque aucune altération ne lui a fait perdre cette qualité chimique indispensable à la digestion ; cette acidité du suc gastrique est due à l'*acide lactique* qui forme l'un de ses éléments et qui a été découvert par Chevreul.

La propriété de ce suc est surtout de dissoudre les *matières albuminoïdes* que contiennent les aliments ingérés, et de les transformer en un liquide absorbable. Son action s'exerce même en dehors du corps des animaux et de l'homme, comme dans leur estomac, pourvu toutefois que l'expérience soit faite à la même température (37° centigrades à 40°). Nous avons déjà parlé de ces expériences de digestion artificielle à la page 17. Spallanzani, et plus récemment MM. *Blondlot, Payen,*

3.

Tiedmann, L. Corvisart, etc., et plusiéurs autres phy-
siologistes, ont mis ces faits hors de doute.

W. Beaumont dit avoir observé plusieurs fois la
bonne influence d'un *exercice modéré* sur la digestion,
cet exercice élevant naturellement la température de
l'estomac, tandis que des mouvements trop violents,
une course excessive, la troublent ou l'empêchent quelquefois.

Le sommeil et le repos la favorisent aussi, et l'exemple
des animaux et des jeunes enfants qui s'endorment presque aussitôt après le repas nous font bien voir que cet
état de repos est favorable à la digestion.

Mais nous croyons, d'après de récentes expériences,
que l'exercice modéré favorise surtout la digestion des
aliments végétaux. Il résulte des faits positifs qu'elles ont
démontrés que le suc gastrique a une des principales in-
fluences sur la digestion, et que les maladies de l'estomac, telles que certaines *dyspepsies, gastrites,* etc., n'ont
pas d'autres causes qu'une altération de la sécrétion de
cet agent modificateur des aliments.

C'est surtout en parvenant, par un traitement approprié, à régulariser cette sécrétion si importante de l'é-
conomie que la *méthode assimilo-thérapique* doit ses
succès les plus nombreux, dans des cas où les malades
ne digéraient absolument aucun aliment.

Beaucoup de maladies de l'estomac qui sont causées
par la diminution du suc gastrique ou par sa trop grande
quantité, quoique ne compromettant pas l'existence, la
rendent quelquefois intolérable par les souffrances incessantes qu'elles déterminent, les complications auxquelles elles donnent lieu, et leur longue durée.

De la bile.

La bile, élaborée dans le foie, est versée par un conduit dans la première partie de l'intestin grêle (*duodénum*) et y afflue surtout au moment des digestions, qui, dans cet intestin, sont encore très-actives.

La bile, dont la sécrétion est incessante, se rend, pendant leur intervalle, dans un réservoir que l'on nomme *vésicule biliaire*, et elle s'emmagasine jusqu'au moment où, sous l'influence de la compression et de son changement de position produit par l'état de plénitude de l'estomac, elle vient se verser dans le duodénum en même temps que le suc d'une autre glande que l'on nomme *pancréas*.

La *bile* a pour fonction d'émulsionner les corps gras ; tout le monde sait le parti que les dégraisseurs tirent de cette propriété par l'emploi fréquent qu'ils font de la bile du bœuf et du mouton.

Elle est liquide, filante, visqueuse, ordinairement colorée en vert foncé ; elle a une saveur amère, laissant un arrière-goût douceâtre ; elle a une odeur nauséabonde.

Galien et les médecins de l'antiquité croyaient que la bile était sans influence sur la digestion, et il résulte des expériences physiologiques modernes qu'elle ne lui est pas en effet *indispensable ;* mais comme elle est nécessaire pour émulsionner les corps gras qui existent dans les aliments, si ce liquide vient à être enlevé en totalité ou en partie, ces aliments gras, ne pouvant plus être absorbés,

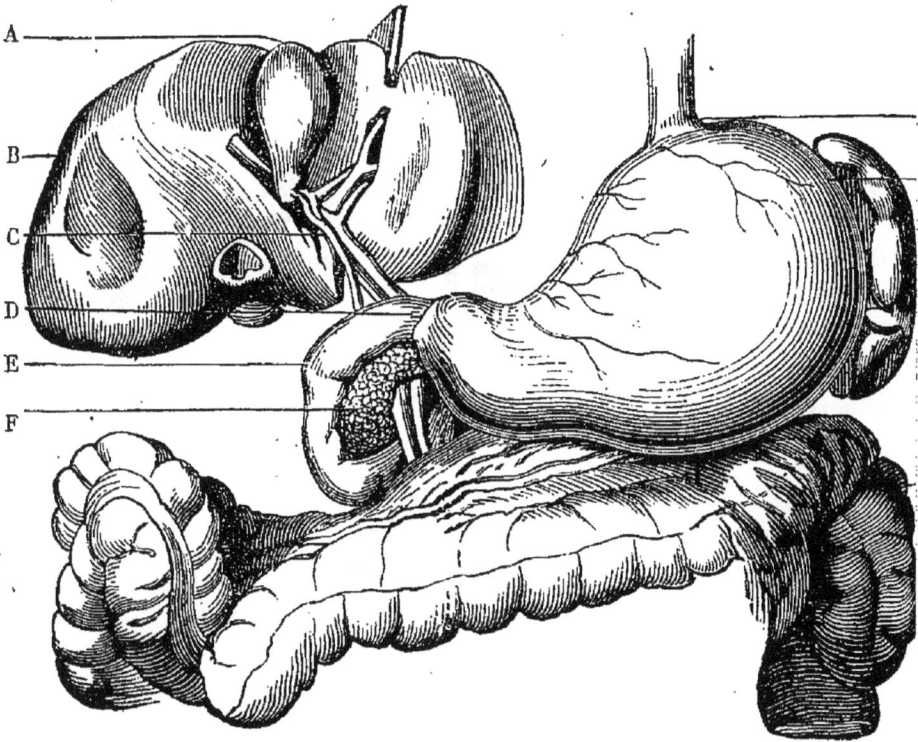

FIGURE 2.

Représentant l'estomac et ses annexes.

A, *Vésicule biliaire*, ou réservoir de la bile dans l'intervalle des digestions.
B, *Foie*, où s'élabore la bile.
C, *Canal cholédoque*, portant la bile du foie à l'estomac.
D, *Pylore*, conduit faisant communiquer l'estomac avec la première partie de l'intestin.
E, *Duodénum*, ou première portion de l'intestin.
F, *Pancréas*, glande qui sécrète un suc chargé d'émulsionner les corps gras pendant la digestion.
L, *Cardia*, conduit faisant communiquer l'œsophage avec l'estomac.
K, *Rate*, glande dont on ne connaît pas précisément les fonctions.
1, *Estomac*.
G, *Gros intestin*, portion transverse et descendante.

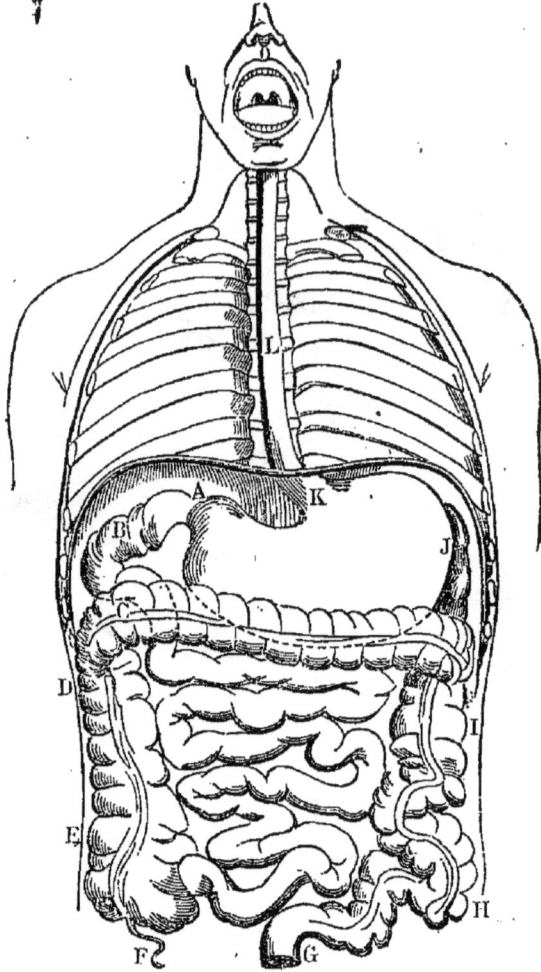

FIGURE 3.

Représentant la situation de l'estomac et de l'intestin dans la poitrine et dans le ventre.

A, *Pylore*, ouverture de l'estomac, communiquant avec le duodénum, ou 1re partie de l'intestin grêle.

B, *Duodénum*.

C, *Côlon transverse*, 3me partie du gros intestin.

D, *Côlon ascendant*, 2me partie du gros intestin.

E, *Cœcum*, ou 1re partie de l'intestin, qui communique avec l'intestin grêle.

F, *Appendice vermiculaire*.

L, *OEsophage*.

G, *Rectum*, ou dern. part. de l'intestin.

H, *S iliaque*.

I, *Côlon descendant*, 4me partie du gros intestin.

J, *Estomac*.

K, *Cardia*.

traversent le canal intestinal et sont expulsés au dehors sans avoir rien fourni pour la nutrition de l'économie.

Cette absence de bile doit donc, dans quelques cas, amener certains troubles de la nutrition et donner lieu à des affections dont nous aurons à nous occuper plus loin, car le professeur *Longet,* dans son excellent Traité de physiologie, dit : « Nul doute qu'indépendamment de son importante influence sur l'absorption des matières grasses, la bile , *qui éloigne de la masse du sang tant de matériaux inutiles* qui s'y introduisent avec les aliments, ne se rattache, pour une grande part, aux phénomènes généraux de la nutrition. »

Du suc pancréatique.

Le *suc pancréatique* est sécrété par une glande (le pancréas) couchée au-dessous de l'estomac, qui le verse dans le duodénum par un et quelquefois deux conduits.

C'est un liquide filant, incolore, ressemblant à du sirop; on l'a comparé à la salive.

Ce suc est encore un de ceux qui sont le plus nécessaires à la digestion, car il est *absolument indispensable* pour émulsionner les corps gras, et, par conséquent, pour opérer leur absorption, et aussi pour compléter la transformation des *aliments féculents* qui forment l'*alimentation végétale,* et que l'action du *suc pancréatique* transforme en *sucre*, en *dextrine* et en *glycose*, ainsi que le prouvent les expériences de MM. *Bouchardat, Sandras et Lenz*, etc.

L'absence de sécrétions de ce suc doit forcément amener des désordres graves dans la nutrition, et les expériences de MM. *Cl. Bernard*, *Éberlé*, ainsi que les autopsies de sept malades morts de suites d'affections graves du pancréas dont les observations ont été publiées par M. *Eismann* dans les *Annales de médecine* de Prague, montrent que, lorsque cette glande est détruite plus ou moins complétement, et que, par conséquent, les corps gras ne sont pas absorbés, l'amaigrissement devient considérable ; et l'examen des matières fécales fait voir qu'elles renferment une grande quantité des matières grasses de l'alimentation.

Nous espérons pouvoir démontrer plus tard, en nous occupant des maladies occasionnées par les altérations de cette glande, qu'une partie des graisses de l'alimentation ne pouvant être absorbées, comme c'est précisément cette partie des aliments qui fournit les matériaux de *calorification* (chaleur animale), certains résidus nuisibles destinés à être brûlés par cette combustion physiologique ne le seront pas, et que ces résidus s'accumulant dans l'organisme pourront se déposer sous des formes diverses dans un point quelconque de l'économie et être les causes de dégénérescences multiples.

Nous croyons avec plusieurs auteurs que les diathèses *scrofuleuse, tuberculeuse* et *cancéreuse*, ainsi que la plupart des *maladies de peau* non parasitaires, n'ont pas d'autre cause.

On nous pardonnera cette légère digression. Nous développerons dans un temps peu éloigné nos idées complètes à cet égard, lorsqu'un certain nombre d'observations nous donnera une certitude absolue sur ce point délicat.

Nous n'avons plus à nous occuper maintenant que d'un dernier fluide qui concourt à la digestion : nous voulons parler du *suc intestinal;* nous le ferons en peu de mots, ce fluide n'étant que d'une importance secondaire au point de vue de notre travail.

———

Du suc intestinal.

L'intestin est tapissé, depuis l'orifice pylorique jusqu'à l'anus, d'une membrane muqueuse qui sécrète une humeur ou mucus qui agit aussi sur les matières alimentaires.

C'est surtout dans l'intestin grêle que ce suc est abondant, et c'est dans cette portion de l'intestin que la partie assimilable des matières *alimentaires* est presque entièrement absorbée.

Le suc intestinal a sensiblement les mêmes propriétés que le suc pancréatique, et MM. *Colin, Leuret* et *Lassaigne* ont constaté que ce suc était formé d'une partie très-fluide et d'un mucus plus visqueux.

Maintenant que nous avons jeté un coup d'œil sur les aliments en général, sur la structure et la conformation sommaires des parties principales de l'appareil digestif, et sur les différents fluides qui agissent *chimiquement* dans cet appareil, nous allons examiner brièvement les divers actes et phénomènes de la digestion.

De la Digestion.

La digestion peut se définir ainsi : « la fonction par laquelle l'organisme répare ses pertes incessantes. » C'est le premier temps de la nutrition.

Cette fonction s'exécute 1° par des *phénomènes méca-niques* qui, en faisant cheminer les aliments dans tout le tube intestinal, facilitent l'absorption des éléments répa-rateurs et l'expulsion du résidu ; 2° par des *phénomènes chimiques* qui en sont la partie essentielle, puisque c'est par *l'action chimique* que ces aliments, attaqués par les divers sucs que nous venons de passer en revue, se trou-vent transformés, ce qui permet l'absorption de la partie nutritive, qui est ensuite assimilée au sang, cette chair coulante.

Cette fonction est exclusive au règne animal ; elle peut s'accomplir en vertu des propriétés d'endosmose et d'imbibition dont jouissent les tissus de l'économie, qui permettent le passage, à travers leurs pores, des sucs nourriciers destinés à la nutrition réparatrice.

On divise scientifiquement la digestion en divers temps qui sont : 1° *la préhension des aliments* ; 2° *la dégusta-tion* ; 3° *la mastication* ; 4° *l'insalivation* ; 5° *la dégluti-tion* ; 6° *la chymification* ; 7° *la chylification* ; 8° et *la dé-fécation*.

De ces différents temps nous ne décrirons que ceux qui sont les plus importants au point de vue de *l'assimi-lation* et de *la nutrition*, le trouble de ces derniers actes

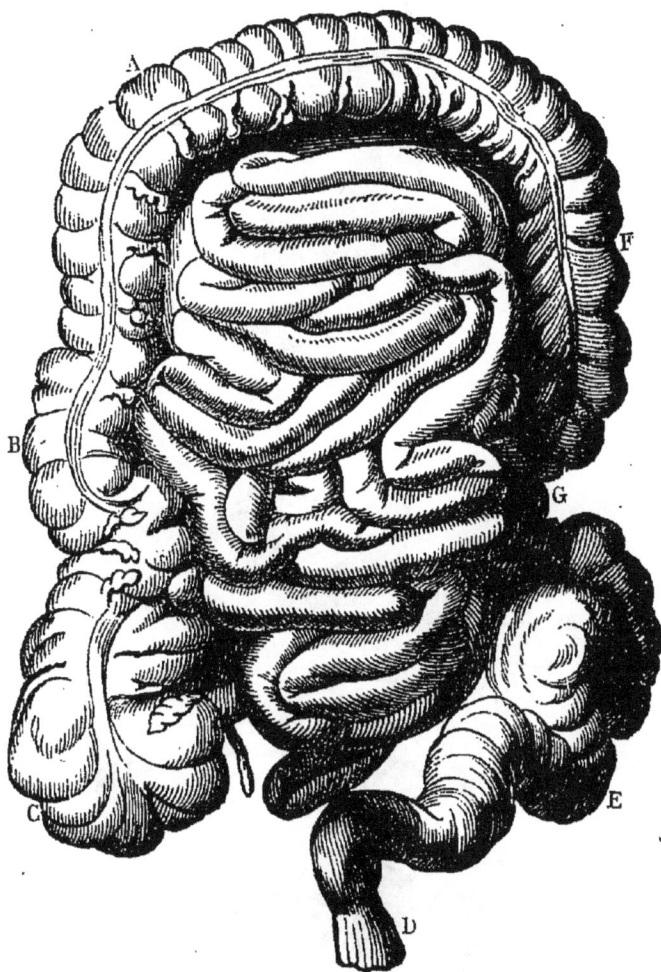

FIGURE 4.

Représentant l'intestin grêle et le gros intestin.

A, *Côlon transverse*, 3me partie du gros intestin.
B, *Côlon ascendant*, 2me portion du gros intestin.
C, *Cæcum*, 1re portion du gros intestin.
F, *Côlon descendant*, 4me portion du gros intestin.
G, *Intestin grêle.*
E, *S iliaque*, réservoir des matières fécales.
D, *Rectum*, dernière portion du gros intestin.

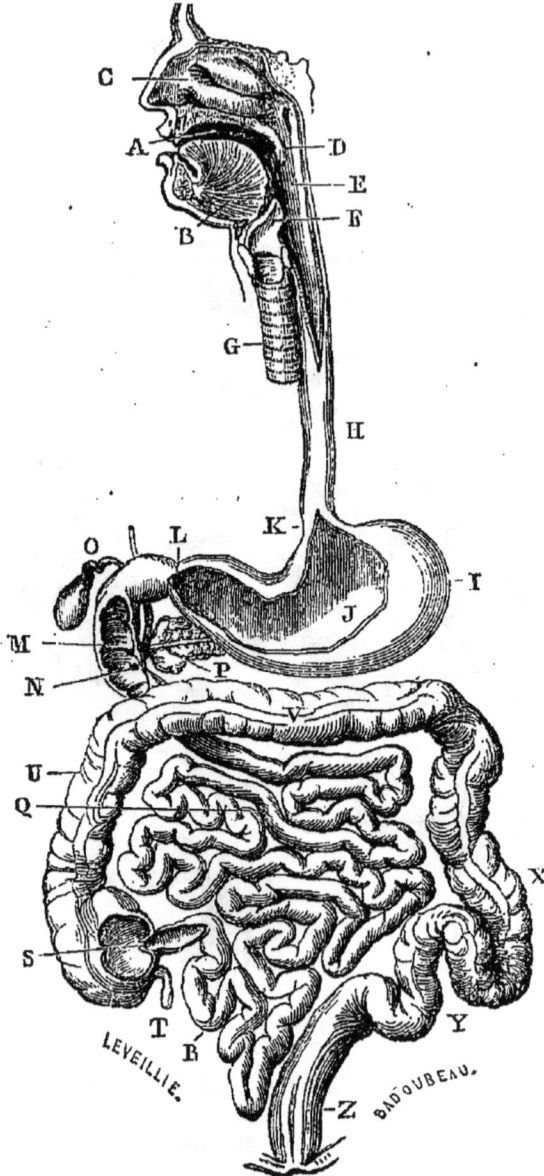

FIGURE 5.

Représentant une coupe longitudinale du tube digestif.

H, *OEsophage.*
D, *Voile du palais.*
C, *Fosses nasales.*
A, *Bouche.*
B, *Langue.*
G, *Larynx.*
K, *Estomac* ouvert par sa paroi anté-
    rieure.

L, *Pylore*, ouverture faisant com-
    muniquer l'estomac avec le duo-
    dénum.
O, *Vésicule biliaire.*
P, *Pancréas.*
M, *Duodénum.*
U, *Côlon ascendant.*
F, *Épiglotte.*

étant la cause presque exclusive des diverses maladies que notre méthode a pour but de guérir; nous allons tout d'abord dire un mot de *la mastication.*

De la mastication.

On appelle ainsi l'action de diviser, de déchirer les aliments solides pour qu'ils soient plus rapidement imprégnés de la salive qui doit commencer à les liquéfier.

Pendant la première enfance, où l'aliment arrive à l'estomac tout élaboré, l'appareil de la mastication n'est pas complet, et il n'a pas besoin de l'être, puisque la succion opérée par l'enfant suffit pour ce premier acte de la digestion.

Mais peu à peu les organes prenant plus de développement, et l'estomac acquérant plus de force, les dents font irruption, et l'enfant peut commencer à mâcher des substances, qui, d'abord moins solides, pourront ensuite le devenir davantage.

Les personnes qui ont perdu leurs dents de bonne heure, et qui ne les ont pas remplacées, autant que cela se peut, par un *appareil prothétique*, ou qui ne choisissent pas des aliments déjà divisés, ont souvent des troubles digestifs, uniquement occasionnés par cette imperfection de mastication.

L'aliment, après avoir subi la *mastication* et l'*insalivation*, est porté à l'estomac par les mouvements combinés de la langue et du pharynx, d'où résulte la *déglutition;* et c'est alors qu'il se trouve au contact du *suc gastrique,* dont nous avons expliqué l'action à la page 29, et qu'il se transforme en chyme, cette transformation étant favorisée et accélérée par les mouvements de l'estomac que l'on a appelés *péristaltiques* et *antipéristaltiques,* ainsi que par la chaleur animale.

La *chymification* étant complète, la matière qui en résulte franchit l'orifice pylorique et arrive dans le duodénum, où se produit la *chylification* par l'action combinée de la *bile,* du *suc pancréatique* et du *suc intestinal.*

Pendant les divers temps de la *digestion,* dont nous venons de donner des principaux une courte description, il se produit deux phénomènes importants qui en résultent, et qui sont l'*assimilation* et la *nutrition.*

De l'assimilation.

L'*assimilation* est l'action commune à tous les êtres organisés, et en vertu de laquelle ils transforment en leur propre substance les matières dont ils se nourrissent; ainsi on pourrait dire que l'assimilation, en donnant à ce mot le sens le plus large, est la conversion de la substance nutritive absorbable, en molécules organiques propres à remplacer celles qui sont continuellement enlevées à l'homme par les divers actes de la *vie de relation.*

Ainsi, et pour résumer ce que nous avons dit précé-

demment, avant que la substance dont l'homme se nour-
rit soit assimilée, il faut : 1° si elle est solide, qu'elle soit
broyée par les dents; 2° imprégnée de salive; 3° pré-
sentée au pharynx par la langue et les parois de la bouche; 4° puis soumise à la digestion, où plusieurs fluides,
le *suc gastrique*, la *bile*, le *suc pancréatique*, lui feront
subir diverses modifications; 5° il faut ensuite qu'elle
éprouve la digestion intestinale, pour arriver, par cette
suite d'opérations, à être transformée d'abord en *chyme*;
puis, lorsque l'action de ces diverses opérations a été
complète, cette matière devient ce que l'on appelle *chyle*,
qui, lui alors, est devenu absorbable par les vaisseaux
veineux et *chylifères* qui rampent à la surface de la
membrane muqueuse de l'intestin.

Il nous resterait, pour être complet au point de vue
anatomique et physiologique, à montrer comment le
chyle que nous avons laissé pour être absorbé dans l'*intestin grêle*, parcourt, sous l'influence de légères contractions des parois de cet intestin, contractions que l'on
a appelées *mouvements vermiculaires*, parcourt la suite du
tube intestinal, où il arrive dans ce que l'on a appelé le
gros intestin; à ce moment, ce qui reste du *bol* alimen-
taire a changé de couleur et a pris une consistance plus
grande et acquis une fétidité particulière.

Puis c'est de ce *chyle* que le sang se forme, après
avoir échangé, par une loi encore inconnue, sa couleur,
qui, blanche d'abord, devient rouge.

Nous aurions aussi à examiner par quelle série de mécanisme, de ce sang, se séparent ensuite la bile, l'urine,
la sueur, la salive, etc., etc.; non-seulement tous les
fluides sécrétés, excrétés et exhalés, tous les matériaux,
les substances calcaires destinées aux os, aux ongles, aux
poils, matériaux *gélatineux*, *fibrineux*, solides ou li-

quides élaborés dans cet appareil admirable qui compose le corps humain et qui sont tous plus ou moins complétement nécessaires à l'entretien de la santé, et, par conséquent, de la vie. Mais cette description ne se rattachant pas à notre sujet d'une manière immédiate, nous examinerons seulement, au point de vue de notre méthode, ce que l'on a appelé *la nutrition*, but définitif de toute la fonction que nous avons essayé d'esquisser à grands traits.

SECONDE PARTIE.

CONSIDÉRATIONS GÉNÉRALES

SUR

LES MALADIES CHRONIQUES

DE L'ESTOMAC.

Malgré l'immense quantité de volumes écrits sur les affections de l'estomac, malgré les admirables travaux de professeurs illustres à plus d'un titre, les opinions les plus opposées ont été admises et rejetées tour à tour.

Souvent ces opinions, quoique s'appuyant sur des théories séduisantes, ingénieuses, ne pouvaient longtemps se soutenir, la brutalité du fait venant leur donner le démenti le plus éclatant.

Ainsi *Broussais*, le chef de l'école dite physiologique, ne voyait partout qu'inflammation de l'estomac, *gastrite*, et ses disciples les plus fervents, renchérissant sur la doctrine du maître, ont été cause d'une réaction qui, comme toutes les réactions, a dépassé le but désiré.

Après n'avoir vu partout que des gastrites, on ne voulut plus en voir nulle part, et l'on professait hautement que l'estomac n'était presque jamais affecté que secondairement, et qu'il fallait chercher d'autres causes aux symptômes que l'on observait dans ces maladies. Mais, dans ces dernières années, les recherches anatomiques et physiologiques ont fait de tels progrès, grâce aux secours de la chimie organique et du microscope, qu'un grand nombre de problèmes que l'on croyait insolubles ont pu être élucidés, et que beaucoup d'affections que l'on disait incurables, ou tout au moins difficiles à guérir, sont devenues d'une étude assez simple pour que l'on puisse, dans beaucoup de cas, y appliquer un traitement rationnel.

Les affections chroniques de l'estomac, ainsi que nous l'avons dit, peuvent, ou dépendre de l'organe lui-même, par suite de l'insuffisance des fonctions dont il est chargé, ou bien n'être qu'un retentissement d'une maladie constitutionnelle, diathésique ou locale.

En effet, nous avons vu beaucoup de ces maladies de l'estomac traitées inutilement pendant un grand espace de temps comme provenant d'une lésion purement locale, et qui ont cédé immédiatement à une médication qui attaquait le principe même de la maladie, en faisant cesser du même coup les douleurs sympathiques dont l'estomac était le siége.

Comme exemple de ces états généraux, nous pourrions citer la *scrofule*, les accidents tertiaires de la *syphilis*,

la *chlorose* et surtout la *leucorrhée* (pertes blanches),
si commune chez la femme ; en un mot, toutes les altérations du sang qui le rendent impropre à la reconstitu-
tion régulière de nos organes et viennent provoquer des
troubles variés dans tout l'organisme.

Dans le cas où les maladies de l'estomac existent par
elles-mêmes, comme suites de l'insuffisance des fonctions
de cet organe, elles peuvent être caractérisées simple-
ment par les symptômes locaux que nous décrirons en
leur lieu, ou être accompagnées d'accidents du côté d'autres organes.

Ainsi, beaucoup de maladies *cutanées* n'ont pas d'autres causes que la mauvaise disposition de l'estomac à
élaborer les sécrétions nécessaires à la digestion ; il en
est de même de certains troubles de *la vue*, de *l'ouïe*,
de *l'odorat ;* le sommeil est également réglé par la régularité des fonctions de cet organe, et lorsqu'elles sont
entravées, il survient des rêves pénibles, de l'agitation,
qui, dans quelques cas, empêchent tout repos.

On a vu des maladies de l'estomac donner lieu à des
maux de tête tellement intenses, qu'il existe plusieurs
observations de malades ayant succombé à des *ménin-*
gites (fièvres cérébrales), qui avaient été provoquées par
des altérations de ce viscère.

Il survient quelquefois divers symptômes que l'on
croirait appartenir à une maladie constitutionnelle : ainsi
l'amaigrissement, la faiblesse musculaire, certains troubles nerveux, etc., etc.

Un praticien, habitué aux formes *protéiques* que revê-
tent les altérations de l'estomac, devra toujours s'enquérir
avec soin de l'état de cet organe avant d'instituer un
traitement.

Beaucoup de maladies de l'estomac sont compliquées

d'une toux sèche, d'une oppression qui ferait croire, à première vue, à une affection de la poitrine, si une *auscultation* attentive ne venait immédiatement rassurer le médecin et le malade.

Quelquefois les douleurs de l'estomac retentissent dans des organes très-éloignés, et peuvent, dans certains instants, simuler de véritables douleurs rhumatismales.

On a vu de ces maladies donner lieu à des palpitations si intenses, que le célèbre Laënnec, dans un cas où une constipation opiniâtre avait déterminé la formation d'une quantité de matières et de gaz qui formaient une tumeur volumineuse, crut, en percevant ces palpitations qui soulevaient la tumeur, avoir affaire à un anévrisme.

L'illustre Bichat attachait beaucoup d'importance aux diverses sympathies de l'estomac avec les autres organes; voici comment il s'exprime dans sa *Nosographie philosophique :* « Comment établir le diagnostic d'une maladie si l'on ne connaît pas les phénomènes sympathiques qu'exerce l'organe malade sur les autres parties du corps? Qui ne sait que les causes du sommeil, des exhalations, de l'absorption, des sécrétions, des rétentions d'urine, des convulsions, sont souvent loin du cerveau?»

Avant lui, Zimmermann avait dit : « Un malade peut être instruit de tous les symptômes de sa maladie, sans néanmoins la connaître, parce que, quoique les symptômes tombent sous le sens, la maladie ne se dévoile que par le raisonnement. »

C'est surtout chez les femmes que l'on voit ces symptômes de l'estomac retentir loin de l'organe affecté; il n'est pas rare de voir chez elles les fonctions de l'*utérus* altérées ou modifiées, la *menstruation* accompagnée de douleurs sourdes ou lancinantes. Quelquefois ces symptômes pourraient faire craindre que des accidents graves, des dégénérescences de nature cancéreuse, des ulcérations, se soient développées dans cet organe.

Mais lorsque l'on a été témoin de faits semblables, et qu'une exploration toujours facile vient lever tous les doutes, un traitement approprié à l'affection stomacale fait bientôt disparaître tout cet ordre de symptômes inquiétants.

DESCRIPTION

DES

MALADIES DE L'ESTOMAC.

Dans cette monographie, destinée surtout à décrire les affections chroniques de l'estomac., nous ne dirons que quelques mots de ce que l'on appelle l'indigestion qui survient sous l'influence de causes très-légères.

Elle est assez fréquente chez le vieillard par le défaut d'activité de cet organe, et aussi par la chute des dents, qui empêchent la mastication d'être complète.

Au nombre des causes qui prédisposent à l'indigestion on doit ajouter divers états nerveux, l'affaiblissement qui peut résulter de travaux intellectuels prolongés, *les excès vénériens*, *l'onanisme;* de même que des maladies durant depuis longtemps détériorent la constitution et abolissent les fonctions gastriques, de même une émotion vive, un changement brusque de température, etc., amènent l'indigestion ; le refroidissement surtout au

sortir du repas est une cause fréquente d'indigestion,
l'estomac fonctionnant difficilement à une basse température. Spallanzani attribuait la lenteur de la digestion
chez les reptiles à la température très-basse du sang de
ces animaux.

Il est inutile d'ajouter qu'une trop grande quantité
d'aliments ou de boissons est la cause principale des indigestions; l'ivresse la cause aussi. Certains aliments,
comme la truffe, le lard, les choux, le cidre doux, une
glace, peuvent la causer. De même aussi, lorsqu'il existe
un état nerveux difficile à apprécier, un repas très-léger,
pris avec plaisir, a donné lieu à une violente indigestion,
ainsi que le prouvent un grand nombre d'observations.
Même dans l'état de santé, après un repas trop copieux,
divers phénomènes généraux indiquent immédiatement
les rapports intimes de l'estomac avec toute l'économie.
Aussitôt que cet organe a reçu une quantité d'aliments
trop considérable pour la force de travail qui lui est
propre, on éprouve une sorte d'inquiétude, de pesanteur
générale, l'intelligence est émoussée, et cet état ne cesse
qu'aussitôt que l'estomac est parvenu à se débarrasser
du surcroît d'aliments qui offrait un obstacle à la régularité de ses fonctions.

L'indigestion est une affection qui est rarement grave
en elle-même, le malaise qui précède les vomissements,
que le malade provoque lui-même le plus souvent, et les
déjections alvines qui surviennent, faisant rentrer tout
dans l'ordre au bout de quelques heures. Pourtant on a
vu la rupture de l'estomac être causée par de violentes
indigestions; mais le plus souvent il ne reste qu'un peu de
malaise, de la douleur à l'épigastre, du dégoût pour les
aliments, un peu d'irritation intestinale, qui disparaissent
après deux ou trois jours.

On a vu rarement de terminaison fatale pendant le cours d'une indigestion, et les quelques cas observés l'ont été sur des individus atteints d'affections chroniques. Les troubles généraux qu'elle occasionne dans la circulation, et la compression par la dilatation exagérée de l'estomac sur les poumons et le diaphragme, peuvent parfaitement expliquer cette issue funeste.

TRAITEMENT DE L'INDIGESTION.

Si les symptômes sont peu intenses, les doigts portés dans le pharynx, quelques verres d'eau tiède facilitent les vomissements, et quelques légères infusions de thé, de fleurs d'oranger ou de camomille suffisent pour rétablir les fonctions digestives ; mais, si les accidents persistent, il faut immédiatement appeler un homme de l'art, car il peut être nécessaire d'administrer des vomitifs, dans quelques cas une saignée, et, si la douleur extrême peut faire craindre une rupture de l'estomac, il est urgent d'appliquer la *pompe stomacale* ou une *seringue munie d'une large canule élastique*, afin de soustraire immédiatement de l'organe l'accumulation de matières et de gaz qui causerait cet accident, dont l'issue est toujours fatale.

DE L'EMBARRAS GASTRIQUE.

Cette maladie a été décrite diversement par plusieurs auteurs qui l'ont appelée embarras bilieux, saburre de l'estomac, etc., et qui bien souvent l'ont confondue avec la *gastrite chronique;* mais il est toujours facile de la distinguer de cette dernière, pour peu que l'on observe avec soin; car cette maladie a une physionomie à elle, qui ne peut que bien rarement être confondue.

Elle est constamment caractérisée par du malaise, la perte complète de l'appétit, la bouche pâteuse, la langue collante, une saveur fade ou amère à la bouche, quelquefois la fétidité de l'haleine; il y a de l'anxiété, l'estomac est comme chargé d'un poids; il y a du mal de tête, de la constipation, des rapports aigres, *nidoreux.*

Cette affection se montre plutôt vers la fin de l'été, et aussi sous l'influence de la vie sédentaire; de fortes émotions morales, les travaux d'esprit, les veilles prolongées, les exercices violents, les indigestions répétées, la tristesse, y prédisposent. Elle peut également survenir sans cause appréciable.

Généralement la fréquence du pouls est peu augmentée, mais les lèvres et le blanc des yeux ont souvent une teinte jaunâtre, les urines sont presque toujours peu abondantes et épaisses.

TRAITEMENT DE L'EMBARRAS GASTRIQUE.

Le repos, la diète, des boissons acidulées, quelques évacuants, des pilules assimilatives, etc., triomphent promptement de cette affection.

DE LA DYSPEPSIE.

———

On appelle *dyspepsie* une maladie de l'estomac caractérisée par des troubles des organes de la digestion, sans
aucune lésion de ces organes.

Ce mot de *dyspepsie* signifie digestion pénible, dou-
loureuse, et beaucoup d'auteurs ont décrit diverses maladies des voies digestives, l'*anorexie*, le *pica*, la *malacia*,
la *boulimie*, le *pyrosis* et certaines *gastralgies*, que l'on
a maintenant classées sous le titre définitif de *dyspepsie*.

Le professeur *Chomel*, qui a composé un traité de la
maladie qui nous occupe, et auquel nous emprunterons
beaucoup de faits et d'observations offrant un grand intérêt, définit ainsi la *dyspepsie habituelle* : « Je désigne
« et comprends sous ce nom les troubles persistants des
« fonctions digestives qui se montrent sous des formes
« très-variables, indépendamment de toute autre maladie
« appréciable, soit des organes mêmes de la digestion et
« de ceux qui concourent avec eux à cette fonction, tels
« que les glandes salivaires, le foie, le pancréas, soit de
« ceux qui ne leur sont associés que par les lois de la
« sympathie. »

CAUSES DE LA DYSPEPSIE.

Les causes de la dyspepsie habituelle, d'après ce professeur, seraient un mauvais régime, l'absence d'exercice et d'occupation, et surtout la faiblesse primitive ou acquise des organes digestifs. Les nombreuses dyspepsies que nous avons observées viennent confirmer surtout cette cause, qui, en résumé, provient presque toujours elle-même de la mauvaise hygiène suivie par les malades. Le sexe féminin est plus sujet à cette affection que l'autre, et c'est surtout à l'époque où la fonction de *menstruation* s'établit que les femmes éprouvent divers troubles du côté des organes de la digestion.

Valleix dit : « C'est alors qu'apparaissent ces perver-
« sions du sens digestif, qui ont occupé beaucoup les au-
« teurs à une autre époque, ces prédilections pour cer-
« tains aliments que leurs qualités peu nutritives, leur
« goût peu agréable, semblent exclure de l'alimentation
« ordinaire de personnes bien portantes et sensées. »

Les *dyspepsies* se montrent souvent pendant la grossesse, et la cessation de cet état amène le plus habituellement la guérison de la maladie ; le traitement dans ces cas ne peut être que palliatif, puisque l'on ne peut agir sur la cause.

Quant à l'âge, voici ce que dit *Reveillé-Parise* dans son *Traité de la vieillesse, hygiénique, médical et philosophique :*

« L'appareil digestif est d'une grande activité dans
« l'enfance et la jeunesse ; mais quand l'âge est avancé,

« il faiblit comme les autres et diminue d'activité fonc-
« tionnelle. D'abord la mastication, ce premier acte de
« la digestion, ne s'opère qu'avec difficulté par l'ab-
« sence des dents, et l'imprégnation de la salive ne se
« fait que difficilement quand les aliments sont imparfai-
« tement broyés. L'appareil intestinal lui-même manque
« de force contractile par l'affaiblissement des plans
« musculaires qui entrent dans sa composition et con-
« courent à produire les mouvements péristaltiques des
« intestins. De là, des indigestions, des pesanteurs, des
« embarras gastriques, des flatuosités sans cesse repro-
« duites, puis des constipations par atonie ou faiblesse,
« chez les vieillards, souvent dangereuses et toujours
« très-incommodes. »

Nous décrirons d'abord la *dyspepsie stomacale*, et en
second lieu nous nous occuperons du deuxième genre de
dyspepsie appelée *intestinale*.

DES SYMPTOMES DE LA DYSPEPSIE STOMACALE
OU GASTRIQUE.

La *dyspepsie stomacale* est caractérisée par une douleur d'intensité plus ou moins grande, survenant non
pas au moment de l'ingestion des aliments, mais au bout
de une ou deux heures. C'est le plus souvent un simple
malaise, une pesanteur, une sensation de barre, de gonflement, mêlés à une chaleur qui incommode le malade.
Quelquefois ces sensations douloureuses sont plus fortes
et s'irradient jusque dans les membres, et on les a confondues plus d'une fois avec des douleurs névralgiques

ou rhumatismales, si leur retour à l'heure où la digestion s'opère ne fournissait un élément indispensable pour en connaître la nature véritable.

DES SYMPTOMES DE LA DYSPEPSIE INTESTINALE.

Cette forme de *dyspepsie* existe quelquefois seule, mais le plus souvent elle se montre en même temps que la dyspepsie gastrique, et ses symptômes ressemblent beaucoup à cette dernière, excepté qu'ils sont naturellement localisés dans l'intestin.

Mais on comprend que, comme tout se tient dans ce genre de phénomènes, une mauvaise digestion stomacale ne peut donner qu'une digestion intestinale insuffisante.

Les douleurs qui révèlent la dyspepsie intestinale sont ordinairement des coliques sourdes, passagères, quelquefois plus vives, et comparées par plusieurs malades à des *picotements*, à des *tortillements* qui deviennent très-pénibles par instants, et provoquent des sueurs froides et des défaillances dans beaucoup de cas.

Les malades rendent beaucoup de gaz d'une fétidité extrême, et les matières fécales, élaborées d'une manière insuffisante, sont expulsées molles ou liquides.

Dans le cas où la maladie a son siége seulement dans l'*intestin grêle*, il peut y avoir au contraire constipation, et les coliques sont dites *sèches*.

La bouche est souvent le siége d'un empâtement désagréable, la salive est plus rare qu'à l'état normal, et elle se montre souvent au fond du gosier, sur les amygdales, sous l'aspect d'une mousse blanchâtre. La langue est recouverte d'un enduit particulier. Le professeur *Chomel*

attachait une grande importance à ce signe, « car, dit-il,
« dans beaucoup de dyspepsies qui ne se révèlent que
« par des troubles sympathiques, tels que la céphalal-
« gie, les vertiges, les palpitations, l'agitation et la fièvre
« nocturne, cette altération particulière de la salive, à
« laquelle les médecins n'ont pas jusqu'ici donné l'im-
« portance qu'elle mérite, est à mes yeux un signe pa-
« thognomonique de cette affection. »

Un symptôme qui est presque constant dans cette maladie, c'est la *céphalalgie*. Les malades éprouvent aussi
dans le cours de la journée une certaine différence d'humeur, un éloignement pour la conversation et le mou-
vement, dont le malade n'a pas toujours conscience lui-
même, mais dont les personnes qui l'entourent s'aper-
çoivent promptement.

Dans certaines dyspepsies, décrites par *Chomel,* et que
nous avons également observées, les liquides ne sont
point tolérés par l'estomac, tandis que les aliments solides passent fort bien. Dans certains cas, l'haleine du
malade est d'une acidité remarquable, et il y a des cas
où l'atmosphère qui l'entoure en est imprégnée. Cette
forme de *dyspepsie* est assez grave, et généralement le
malade a un dégoût prononcé pour le vin, les acides et
les matières sucrées.

Il est *rare* que la dyspepsie ait une terminaison funeste lorsqu'il n'y a pas de complications d'autres maladies qui la produisent. Mais, plus elle date de loin et
plus longtemps se fait attendre la guérison, et, le plus
souvent, si le genre de vie ne peut être changé totalement ou partiellement au moins, on éprouve beaucoup
de difficultés à combattre les symptômes et à faire cesser la cause qui, ainsi que l'on pourra le voir dans les
diverses observations qui nous appartiennent et dans

celles que nous empruntons à plusieurs auteurs, provient de certaines habitudes antihygiéniques méconnues par le malade, et qu'un médecin doit toujours chercher à connaître.

Quelquefois cette maladie a l'air de céder au traitement, et un retour apparent de santé donne l'espoir d'en avoir triomphé complétement; mais le moindre écart dans le régime ou l'hygiène adoptés pour le traitement, la moindre infraction à des recommandations parfois minutieuses, ont suffi pour faire retomber dans l'état précédent des personnes de qui l'on croyait la guérison assurée.

Le professeur *Chomel* rapporte, dans son Traité des dyspepsies, un exemple fameux des faits dont nous parlons; nous voulons parler de la maladie du célèbre *Cornaro*. Voici la relation de cette observation d'après cet auteur :

« Après avoir mené jusqu'à trente-cinq ou quarante ans une vie fort intempérante, il expia ses écarts journaliers de régime par un état presque constant de souffrances, dont les voies digestives étaient manifestement le point de départ: douleurs d'estomac, soif insupportable, fièvre lente, insomnies, humeur chagrine, irritabilité. Après avoir essayé, sans succès aucun, de toutes les ressources de la pharmacie, il resta convaincu de l'insuffisance des médicaments contre un état de souffrances et d'épuisement qui ne lui laissait presque aucun espoir de guérison. Cornaro voulut avoir un dernier avis des médecins : ceux-ci lui déclarèrent, avec beaucoup de sagesse, à mon sens, que son mal, qui avait résisté à tous les remèdes, pouvait encore céder au régime; que le régime était sa seule ancre de salut. Il se résigna, non sans regret ni sans effort, à suivre ce conseil.

« Il se fit, en conséquence, une règle de ne prendre chaque jour que douze onces d'aliments solides, et quatorze onces de vin, partagées entre quatre repas, composés chacun de trois onces d'aliments et de trois onces et demie de vin nouveau, le vin vieux lui étant contraire. Ses aliments consistaient en pain, en soupes, en jaunes d'œufs, auxquels il ajoutait quelquefois un peu de viande. Une seule fois il essaya, sur les instances de ses amis, d'augmenter d'un sixième la quantité de ses aliments; il en fut immédiatement incommodé et forcé de redescendre à son chiffre premier. Encore, à mesure qu'il avança dans la vie, diminua-t-il quelque chose de ce faible menu. Pour beaucoup de gens, renoncer à manger selon leur goût et selon leur appétit, c'est se condamner à des privations intolérables, et une guérison achetée à pareil prix serait chose pire que le mal lui-même. Cornaro, qui a passé par ces deux épreuves, était loin de partager cette opinion. Le temps où il satisfaisait son appétit aux dépens de sa santé était pour lui un temps de misère, bien qu'il fût jeune encore. Le temps, au contraire, où, par une extrême sévérité de régime, il parvint à rétablir et à conserver sa santé, devint et resta la période la plus heureuse d'une vie qu'il a prolongée au delà de cent ans. Il n'est pas sans intérêt de l'entendre lui-même célébrer cette verte vieillesse, cette parfaite santé, chose d'un prix inestimable quand il la compare aux faibles sacrifices qu'elle lui imposait.

« Tous ceux qui me connaissent, dit-il, certifieront que la vie que je mène n'est pas une vie morte et languissante, mais une vie aussi heureuse qu'on puisse la souhaiter en ce monde.

« Ils diront que ma vigueur est encore assez grande, à quatre-vingt-trois ans, pour monter seul à cheval, sans *avantage;* que non-seulement je descends hardiment un escalier, mais encore une montagne tout entière, de mon pied; que je suis toujours gai, toujours content, toujours de belle humeur; que rien ne m'empêche de passer agréablement le temps et de goûter tous les plaisirs d'une société honnête. Je me promène dans mes jardins, le long de mes canaux et de mes espaliers, où je trouve toujours quelque petite chose à faire qui m'occupe et me divertit. Je prends quelquefois le divertissement de la chasse, mais d'une chasse qui convient à mon âge, comme celle du chien couchant et du basset. Je vais quelquefois rendre visite à mes amis, dans les villes voisines. Je visite les édifices publics, les palais, les jardins, les antiquités, les places, les églises, les fortifications, n'oubliant aucun endroit où je puisse contenter ma curiosité ou acquérir quelque nouvelle connaissance.

« Enfin, les plaisirs que je prends ne sont pas imparfaits par la faiblesse des organes. Je vois et j'entends aussi bien que j'aie jamais fait; tous mes sens sont aussi libres et aussi complets qu'ils aient jamais été, particulièrement le goût, que j'ai meilleur, avec le peu que je mange à présent, que je ne l'avais lorsque j'étais esclave des voluptés de la table. — J'ai conservé toutes mes dents.

« Le changement de lit ne m'empêche pas de dormir; je dors partout tranquillement, et, si je rêve, je ne fais que des songes agréables.

« S'il m'est permis de citer des bagatelles en traitant un sujet comme celui-ci, je dirai qu'à l'âge de quatre-vingt-trois ans, la vie *sobre* m'a conservé assez de liberté d'esprit et assez de gaieté pour composer une comédie qui, sans choquer les bonnes mœurs, est fort divertissante.

« Pour comble de bonheur, j'ai onze petits-enfants. Je

m'amuse à badiner avec les cadets, les enfants de trois à cinq ans étant ordinairement de petits bouffons assez divertissants. Ceux qui sont plus âgés me tiennent meilleure compagnie; je les fais souvent chanter et jouer des instruments; je me mêle quelquefois dans leurs concerts, et j'ose dire que je chante et que je soutiens ma voix mieux que je n'ai jamais fait. Ma mémoire et mon cœur sont à présent ce qu'ils étaient dans les plus belles années de mon adolescence, et mon jugement n'a rien perdu de sa netteté et de sa force. Je suis persuadé que cela vient de la diminution que je fais des aliments à mesure que je vieillis.

« .... Je suis né fort bilieux, et par conséquent fort prompt; je m'emportais, je brusquais tout le monde; j'étais si insupportable que beaucoup d'honnêtes gens évitaient de me fréquenter. — Par le secours de la vie sobre, je suis devenu si modéré qu'on ne s'aperçoit plus de ma disposition première.

« Cela s'appelle-t-il une vieillesse incommode et caduque? Je ne changerais pas d'âge et de vie contre la plus florissante jeunesse, qui ne refuse rien à ses sens, étant sûr qu'elle est sujette à une infinité de maux. »

Et le professeur Chomel ajoute avec raison :

« L'exemple de Cornaro a cela d'encourageant qu'avec une très-petite quantité d'aliments il a pu non-seulement vivre, mais vivre agréablement et longtemps; toutefois il faut reconnaître qu'il est peu de cas où un régime aussi sévère soit indispensable pour rétablir un estomac débilité, si ce n'est pour un temps limité et pendant la période intense du mal. Au delà de ces conditions, une diète aussi rigoureuse n'est pas nécessaire; je dirai même qu'elle pourrait être nuisible. Elle entraînerait tous les inconvénients qui résultent d'une alimentation insuffisante. Cornaro constitue une exception et non pas une règle. J'ajouterai même qu'il est douteux pour moi que ce régime auquel il s'était réduit fût absolument nécessaire et dût être aussi prolongé, et que l'essai infructueux qu'il fit une fois d'augmenter ces aliments n'eût pu et dû être recommencé avec chance d'un meilleur résultat, surtout dans les premiers temps qui suivirent son rétablissement. »

TRAITEMENT DE LA DYSPEPSIE.

D'après ce que l'on vient de lire on comprend que le médecin doit donner une grande attention au régime, et s'occuper de certains détails de l'alimentation dans lesquels il ne faut pas dédaigner de descendre.

L'influence des causes morales doit aussi être appréciée avec soin.

On doit rechercher minutieusement si le malade ne prend pas une alimentation trop abondante ou trop peu nourrissante, si les aliments sont d'une qualité convenable pour les facultés digestives du sujet.

Bien souvent certaines boissons doivent constituer une grande portion de l'alimentation; ainsi, le lait froid, chaud, tiède, rend des services très-grands dans certaines dyspepsies.

Le temps qui doit s'écouler entre les repas doit être réglé avec soin, et on est obligé, dans quelques cas, d'intercaler dans leur intervalle de légères collations, afin que le malade mange peu et souvent.

La glace a été employée contre les vomissements qui accompagnent quelques dyspepsies.

L'eau de Vichy, de Bussang, etc.

L'hydrothérapie donne très-souvent des résultats excellents.

Nous en dirons autant du sous-nitrate de bismuth, lorsque le trouble retentit sur l'intestin.

Pour nous, sans négliger ces moyens recommandés par d'éminents médecins, nous avons adopté plusieurs règles de conduite, basées sur les observations qui nous sont personnelles, et qui font que nous rencontrons bien peu de dyspepsies rebelles à notre méthode.

DE LA GASTRALGIE.

La gastralgie ou douleur nerveuse de l'estomac est une affection que beaucoup d'auteurs ont nommée aussi cardialgie. Ces dénominations différentes n'ont pas peu contribué à jeter la confusion dans la description d'une maladie déjà fort difficile à reconnaître, car, si elle existe souvent seule, souvent aussi elle complique d'autres affections graves de l'estomac.

CAUSES DE LA GASTRALGIE.

La *gastralgie* est une affection qui se déclare généralement depuis l'âge de quinze ans jusqu'à celui de quarante-cinq. Cette limite n'a rien d'absolument rigoureux, et il existe un grand nombre d'observations de malades ayant dépassé cet âge qui ont été atteints de gastralgies. On a dit que les personnes nerveuses devaient naturellement y être disposées davantage que les autres ; pourtant le nombre des observations recueillies n'est pas assez considérable pour que l'on attache une grande importance à une pareille cause, car cette affection prédispose les personnes qui en sont atteintes à une irritabilité extrême, et ici, comme en beaucoup de cas, on pourrait bien avoir pris l'*effet* pour la cause. La *gastralgie* survient souvent chez des personnes affaiblies, soit par des maladies longues, et surtout lorsque le traitement a nécessité des émissions sanguines souvent répétées, qui ont affaibli la constitution.

On a dit avec raison que les *chagrins* prédisposaient à cette *maladie nerveuse*, et nous connaissons plusieurs faits qui viennent confirmer cette assertion.

Chez les femmes, les troubles de la *menstruation*, la *chlorose*, la *leucorrhée (flueurs blanches)*, l'*hystérie*, sont fréquemment la cause qui détermine la *gastralgie*, et quelquefois aussi ces trois maladies ne sont produites que par la névrose de l'estomac. On doit comprendre alors combien il est important de faire une distinction, afin que le traitement soit en rapport avec la lésion primitive.

La *grossesse* de même qu'un *allaitement trop prolongé* donnent lieu très-souvent à la *gastralgie*. Les aliments trop excitants, les condiments, le vinaigre, le thé, les spiritueux, le café, etc., de même que des boissons *glacées* prises le corps étant en sueur, peuvent donner lieu à des accidents *gastralgiques*.

On a dit souvent que cette maladie était héréditaire. *Barras*, qui s'est beaucoup occupé des affections nerveuses du tube digestif, dit : « *L'hérédité des névroses gastriques, comme celle de plusieurs maladies nerveuses, est généralement admise,* » et il fournit plusieurs observations très-concluantes à l'appui de cette opinion, qui est acceptée par un grand nombre de médecins.

Le même observateur fait jouer un grand rôle aux passions, et, d'après lui, la jalousie, la colère, les contrariétés, seraient fécondes en *gastralgies*.

Une *continence* trop prolongée a donné lieu aux mêmes accidents ; mais il est une cause qui mérite une attention particulière, surtout lorsque l'on est consulté pour des jeunes gens adolescents : nous voulons parler de l'*onanisme.*

Cette habitude honteuse, si bien décrite par *Tissot,* fait tomber dans un état d'abrutissement, d'*étisie* et de *marasme* ceux qui ont eu le malheur de contracter cette passion funeste ; elle est souvent la cause des maladies nerveuses de l'estomac, et nous ne saurions trop recommander la plus grande attention aux parents et aux personnes dont la mission a pour objet l'éducation de la jeunesse, car le plus souvent cette seule cause occasionne des perturbations très-graves dans la portion de l'appareil nerveux qui préside à la digestion.

Parmi les causes qui déterminent souvent des gastralgies très-pénibles chez les femmes, il faut noter les déviations de la matrice, qui donnent lieu à des accidents difficiles à guérir. La présence de *vers* dans le tube intestinal peut donner lieu à certains troubles nerveux qui ressemblent à des douleurs gastralgiques. On a vu la *gastralgie* se développer subitement après la suppression de divers flux ou excrétions : ainsi, des hémorroïdes brusquement arrêtées, la sueur des pieds, la cessation des règles, etc.

SYMPTOMES DE LA GASTRALGIE.

Dans cette maladie, la douleur est l'élément qui prédomine et en est le symptôme caractéristique. Cette douleur a son siége dans la région épigastrique et retentît très-souvent dans les parties qui avoisinent l'estomac, et même dans des régions assez éloignées de ce viscère.

C'est toujours, comme dans la majorité des maladies de cet organe, tantôt de la pesanteur, un sentiment de constriction, comme si une pression était exercée.

D'autres fois les douleurs sont intolérables : il semble au malade que son estomac est comme *arraché, mordu ;* dans d'autres cas, ce sont des douleurs lancinantes, ou bien encore le sentiment que ferait éprouver un animal qui opérerait des mouvements dans l'organe malade.

Ces douleurs sont intermittentes, et le nom de coliques d'estomac leur a été souvent donné, car, d'après les expressions des malades, ils disent presque toujours ressentir un *tortillement,* un fer rouge dans l'organe malade.

Quelquefois pourtant elles sont continues avec des redoublements d'intensité, sans que l'on puisse attribuer ce redoublement à une circonstance particulière.

Dans la *gastralgie*, l'appétit subit des perversions ; mais il manque rarement, et le plus souvent il est augmenté.

La soif n'a rien de particulier.

Les vomissements sont beaucoup moins fréquents dans cette affection que dans certaines autres, et il existe plutôt des *rapports nidoreux*, *acides*, *âcres ;* quelquefois il survient un hoquet très-fatigant. Tous ces symptômes peuvent exister à la fois, et, dans d'autres cas, on n'en remarque que quelques-uns.

La *constipation* est presque constante, et le malade se plaint ordinairement de difficultés très-grandes d'aller à la selle, et d'une grande quantité de gaz qui occasionnent un gonflement très-douloureux du ventre. Les malades éprouvent de l'*agitation ;* l'aptitude au travail est à peu près perdue, quoique l'intelligence soit intacte.

Beaucoup de malades sont vivement affectés de leur état, et il n'est pas rare de voir l'hypocondrie survenir, lorsqu'un traitement intelligent ne vient pas abréger ou diminuer leurs pénibles souffrances.

TRAITEMENT DE LA GASTRALGIE.

Comme dans toutes les maladies nerveuses, il est difficile d'indiquer la durée exacte d'une affection qui peut être modifiée par des causes aussi diverses que celles qui lui donnent lieu.

Ordinairement la *gastralgie* peu intense cède à un régime doux, au repos, en un mot, en substituant une bonne hygiène à des habitudes peu régulières.

Dans d'autres cas, il faut un traitement approprié, traitement qui demande le plus souvent une grande persévérance de la part du malade et une prudence extrême de la part du médecin.

Mais, malgré un certain nombre de cas excessivement longs et difficiles à guérir, on peut dire que cette maladie est parfaitement curable, ainsi que l'on en pourra juger par les observations qui suivent.

Nous allons rappeler brièvement les divers traitements préconisés par les médecins qui se sont occupés spécialement de la *gastralgie*, et nous indiquerons ensuite celui qui nous a réussi dans le plus grand nombre de cas. Comme beaucoup de médecins du dernier siècle confondaient la maladie qui nous occupe avec la gastrite, l'ulcère de l'estomac, le cancer, etc., il est naturel de rencontrer une grande diversité dans la manière de traiter ce que nous avons appelé *gastralgie*.

Ainsi, la saignée, les sangsues, qui sont aujourd'hui *complétement rejetées ;*.

Les purgatifs, surtout ceux appelés drastiques, tels que l'*aloès*, la *gomme-gutte*, la *coloquinte*, etc., ont été abandonnés, à moins que la gastralgie ne soit compliquée d'une affection qui en réclame l'emploi. Les *vomitifs*, sauf de bien rares exceptions, paraissent avoir aggravé la maladie, et l'on a renoncé à leur usage dans presque tous les pays, hors le cas où la gastralgie serait compliquée d'indigestion.

On a surtout essayé tout le cortége des *antispasmodiques*, le *musc*, la *valériane*, le *castoréum*, l'*éther*, etc.

Les *narcotiques* ont eu leur rôle, et ce sont encore ces agents qui ont gardé une partie de la réputation qu'on leur avait faite, et nous avons vu des cas de *gastralgies* très-douloureuses très-promptement calmées avec une préparation ayant pour base le suc épaissi du *papaver somniferum.*

L'étude attentive des causes véritables de cette maladie nous a permis de calmer les divers accidents qui la caractérisent en associant les moyens sanctionnés par l'usage à ceux que les progrès scientifiques récents ont désignés à nos recherches pour la guérison radicale de cette affection.

DE LA· GASTRITE CHRONIQUE.

———

On donne ce nom à l'inflammation de l'estomac.

Cette affection, que les anciens connaissaient sous divers noms, a reçu celui de *gastrite* à la fin du siècle dernier, et les travaux de *Broussais* et de l'école physiologique lui assignèrent un rôle presque constant dans la plupart des affections qui nous occupent.

Il se fit plus tard, et par extension à la plupart de toutes les affections de l'économie, une trop grande réaction dans cet ordre d'idées, et certains auteurs arrivèrent à nier presque complétement la *gastrite*. .

C'est dans un juste milieu que nous croyons que l'on doit rester sur cette question délicate, car il faut voir la gastrite quand elle existe, et *Valleix* en rapporte dix-sept cas rigoureusement observés et dans lesquels le diagnostic ne pouvait laisser aucune incertitude à l'observateur. M. le professeur *Andral* en rapporte huit cas avec complication du côté d'autres organes.

On doit donc considérer cette maladie comme une de celles que l'on rencontre encore assez fréquemment.

CAUSE DE LA GASTRITE.

Le *chagrin*, les *émotions morales*, les *travaux d'esprit*, la *vie sédentaire*, suivant un grand nombre d'observateurs, prédisposent à cette maladie; les *excès vénériens*, l'*onanisme*, peuvent aussi y prédisposer; mais ces causes donnent plutôt lieu à des maladies nerveuses de l'estomac, maladies dont nous nous occuperons plus loin.

Broussais attribuait surtout la gastrite à l'alimentation, et tout aliment excitant était complétement proscrit par lui; beaucoup de praticiens ont conservé cette opinion, que nous partageons, avec quelques restrictions que nous aurons à expliquer.

Quant au *climat*, quoique les inflammations des voies digestives soient fréquentes dans les contrées tropicales, les observations que nous avons recueillies sont trop vagues pour que l'on admette cette cause d'une manière complète.

La gastrite chronique est souvent accompagnée d'affection de poitrine, et on la rencontre aussi fréquemment dans les maladies chroniques de plusieurs appareils.

Le professeur *Louis*, qui a réuni plusieurs observations de gastrites chroniques, a constaté que les femmes en général étaient plutôt affectées de cette maladie que l'autre sexe.

SYMPTOMES DE LA GASTRITE CHRONIQUE.

Généralement les *fonctions digestives* sont troublées depuis un certain temps, lorsque apparaissent les véritables symptômes qui caractérisent l'affection ; quelquefois pourtant, par exception, elle apparaît dans l'état de santé presque parfait. Le malade ressent d'abord des douleurs à l'épigastre , la perte de l'appétit, quelques frissons alternant avec des bouffées de chaleur , de la soif souvent très-intense , des nausées très-fatigantes et des vomissements de nature bilieuse, ou composés d'aliments ; quelquefois, au contraire, les nausées et les vomissements apparaissent dès le début ; il y a souvent de la fièvre. La douleur dans la région de l'estomac est, dans quelques cas, lancinante ; dans d'autres, le malade ressent un sentiment de *constriction* très-douloureux, d'autres fois une sensation de *brûlure* que la pression exaspère. Dans certaines *névroses* de l'estomac confondues avec la gastrite, la pression, au contraire, semble soulager le malade.

Dans beaucoup de cas , les douleurs d'estomac sont augmentées même *après le plus léger repas,* et le vomissement qui survient soulage le malade pour un instant.

Beaucoup de personnes affectées de gastrite ne peuvent supporter le moindre contact extérieur sur la région épigastrique; les vêtements , le poids des couvertures , augmentent la douleur d'une manière excessive; mais évidemment on doit penser avec *Valleix* que, dans ces cas où la douleur est si vivement exaspérée

par le moindre contact, il doit exister une maladie nerveuse de l'estomac, la *gastralgie*, qui, dans beaucoup de
cas, complique la *gastrite* et jette un grand trouble dans
la précision du diagnostic de ces affections.

On doit ajouter que, dans la *gastrite*, la perte de l'appétit est constante; mais il n'y a pas ce dégoût prononcé
pour les aliments que nous avons indiqué dans l'embarras gastrique.

Beaucoup de malades se plaignent de ressentir un *pi-
cotement*, d'autres un sentiment de *barre* continuelle.

Lorsque cette maladie ne vient pas s'ajouter à une affection grave, intéressant un des appareils dont les fonctions sont nécessaires à l'existence, on doit avoir *le plus
ferme espoir* de la voir se terminer d'une manière *complétement favorable*.

TRAITEMENT DE LA GASTRITE CHRONIQUE.

Comme pour toutes les maladies qui affligent l'huma-
nité, beaucoup de traitements ont été proposés pour la
guérison de l'affection qui nous occupe : la saignée, les
sangsues, les vésicatoires et topiques irritants, les cau-
tères, les moxas, enfin tout le cortége de la médication
révulsive et antiphlogistique. D'autres auteurs ont proposé les narcotiques; mais s'ils réussissent momentané-
ment à calmer la douleur, ils ne font pas cesser la cause
qui la produit et épuisent bien vite leur action, si on
n'augmente pas constamment les doses, ce qui aurait un
inconvénient des plus graves, car ces agents ne peuvent
agir qu'en annihilant la sensibilité des nerfs du sentiment
qui transmettent la douleur, mais en même temps ils

agissent sur un autre ordre de nerfs dits de *mouvements*, dont l'action est *absolument nécessaire* pour que la nutrition s'opère, de sorte que si la douleur se trouve enlevée par l'emploi des narcotiques, le malade perd complétement l'appétit, et le dépérissement et la mort ne pourraient qu'être la suite de ce traitement longtemps continué.

Les malades se trouvent quelquefois très-bien de l'emploi de l'eau d'Alet, de Vichy; les *bains de mer*, les *affusions froides*, l'*exercice*, les *ferrugineux*, peuvent réussir; ces traitements n'ont d'action que si la *gastrite* est compliquée de *gastralgie* ou maladie *nerveuse* de l'estomac.

Les *purgatifs* sont souvent employés avec succès; mais ils réclament une grande habitude et une grande prudence du praticien qui les emploie.

Une hygiène sévère, la cessation de certaines habitudes simplifient beaucoup la thérapeutique de cette affection.

Le traitement que nous avons institué d'après notre méthode, étant basé sur l'action efficace de quelques médicaments d'un emploi commode et facile, que le malade accepte sans aucune répugnance, permet de guérir avec certitude les gastrites chroniques dont un diagnostic raisonné a fait reconnaître l'existence.

DE L'ULCÈRE CHRONIQUE DE L'ESTOMAC.

Cette maladie a été décrite dans plusieurs traités sous le nom de *gastrite ulcéreuse;* elle a été longtemps confondue avec le *cancer de l'estomac,* et c'est surtout grâce aux excellents travaux du professeur *Cruveilhier* auquel l'on doit de connaître la distinction profonde existant entre ces deux maladies, qui se ressemblent par un grand nombre de leurs symptômes.

Cette distinction est de la plus grande importance au point de vue du *traitement* et du pronostic, car l'*ulcère chronique* est une affection dont on triomphe dans le plus grand nombre des cas en instituant un traitement approprié, tandis que le véritable *cancer de l'estomac* est presque toujours incurable, et, quoique la science possède plusieurs exemples de guérison du *cancer de l'estomac,* on doit croire que dans ces cas le diagnostic n'était pas complet, et que l'on aura guéri des ulcères simples ou certaines gastralgies qui offraient les principaux symptômes du cancer de l'estomac.

CAUSE DE L'ULCÈRE CHRONIQUE DE L'ESTOMAC.

Cette maladie n'est, au résumé, que la *gastrite chronique,* ou l'inflammation de l'estomac arrivée à sa période ultime sous l'influence des mêmes causes constamment répétées et aggravées par le manque de traitement dès le début. Mais, ainsi que nous l'avons fait pressentir en parlant des causes de la gastrite chronique, il existe souvent des causes exceptionnelles de l'ulcère de l'estomac.

D'après les observations positives de plusieurs auteurs français et étrangers, et les cas que nous avons observés personnellement, l'ulcère chronique de l'estomac peut avoir pour point de départ : 1° une *érosion* de la membrane muqueuse, survenue par le contact de fragments d'os, ou d'un corps étranger quelconque ; 2° l'ingestion de substances très-irritantes, de boissons brûlantes, alcooliques, etc. ; de même que certaines *diathèses*, la scrofule, la syphilis tertiaire, peuvent déposer leur produit sur la muqueuse de l'estomac, et y produire des plaies que l'action irritante du *suc gastrique* entretient et accroît.

Ainsi on observe chez les malades atteints de cette affection un *défaut absolu d'appétit*, des *digestions laborieuses*, douleur à l'*épigastre* quelquefois très-vive, correspondant *en arrière, vers la colonne vertébrale*, souvent entre les deux épaules. Le malade a de la *constipation*, des *nausées*, des *vomissements* qui sont quelquefois de *couleur noire ;* la douleur est généralement *augmentée par la pression* sur l'épigastre.

Chez beaucoup de femmes, il y a des troubles du côté de *la menstruation*, qui, dans quelques cas, cesse d'apparaître ou ne le fait qu'à des époques irrégulières. Le sexe féminin prédispose à l'ulcère de l'estomac, et on l'observe fréquemment chez des jeunes personnes chlorotiques, qui offrent presque toujours ces troubles *menstruels*.

Ainsi on peut dire que les principaux symptômes de l'ulcère de l'estomac sont : 1° la douleur à la pression sur l'épigastre, cette douleur se transmettant en arrière, quelquefois entre les deux épaules ; 2° le vomissement d'aliments, quelquefois de glaires ou de bile, et, à une période plus avancée, de sang déjà décomposé dans l'estomac et ayant pris, sous l'influence de l'*acide* qui existe dans le *suc gastrique* (*agent- dont nous avons décrit le rôle*, page 29), la coloration noire qui est caractéristique de cette maladie.

La terminaison de cette affection est le plus souvent heureuse, surtout si on a pu amener de bonne heure la cicatrisation des ulcères ; car on doit comprendre que, si on tarde à l'obtenir, les parois de l'estomac étant amincies, peuvent, sous l'influence de vomissements répétés, se rompre et amener une perforation qui devient promptement funeste.

TRAITEMENT DE L'ULCÈRE CHRONIQUE DE L'ESTOMAC.

On a conseillé divers traitements de l'ulcère chronique de l'estomac : ainsi l'*abstinence un peu prolongée*, les *sangsues* à l'épigastre, l'*eau de chaux*, le *gruau*, le *lait*, ont tour à tour été essayés avec plus ou moins de succès.

On a préconisé aussi l'*eau gazeuse*, la *magnésie*, les *bains simples ou gélatineux*.

Lorsque, par l'étude attentive des divers signes et symptômes qui nous sont fournis, nous croyons être certain d'être en présence de l'ulcère chronique de l'estomac, nous agissons d'après la cause supposée qui l'entretient ; car si l'ulcère de l'estomac résulte, ainsi que nous l'avons dit en parlant des cas exceptionnels que nous avons observés, soit d'une cause *diathésique*, syphilitique ou scrofuleuse, soit d'un dépôt *éthéromateux*, *épithélial*, etc., ayant amené une érosion ou une plaie de la membrane muqueuse, on comprend que l'indication devra être, tout en cherchant à atténuer les symptômes locaux, de combattre, par les moyens que nous avons reconnus efficaces, la cause première de cette ulcération, qui peuvent, en cicatrisant cette plaie, amener la guérison définitive. De même si on soupçonne que la maladie est le résultat, soit d'un *traumatisme*, de l'introduction de corps étrangers, os de poissons, etc., ou de substances très-irritantes, trop chaudes, etc., il y aura évidemment une autre marche à suivre.

Nous avons les observations de plusieurs cas où des praticiens célèbres croyaient à l'existence d'*ulcères épithéliaux* considérés comme incurables, et dont une médication raisonnée est parvenue à triompher. Ainsi, pour nous, il est tout à fait démontré : 1° que l'ulcère peut provenir des causes diverses énumérées plus haut; 2° que le suc gastrique peut, par son extrême acidité, agir sur l'estomac lorsqu'une érosion a eu lieu à la membrane muqueuse de cet organe; 3° que le suc gastrique et certains aliments, boissons, etc., sont une cause d'irritation constante de la plaie produite, et que, dans ces cas, il faut tout tenter pour neutraliser l'acidité de ce suc et pour alimenter le malade d'une manière particulière.

Beaucoup d'auteurs ont écrit que le suc gastrique ne pouvait attaquer l'estomac de l'*homme vivant*, quoique dépouillé de son *épithélium* protecteur par l'érosion survenue, quelle qu'en soit la cause ; mais les expériences faites sur des grenouilles qui ont été digérées *vivantes* par d'autres animaux, et celles bien plus concluantes qui ont été publiées par M. W. Pavy dans les *Archives générales de médecine*, en mai 1858, ont montré que l'oreille

d'un lapin *vivant* introduite par une *fistule* dans l'estomac d'un autre animal, *était rapidement attaquée* par
l'acte digestif.

On doit donc conclure des expériences dont nous parlons et des observations connues, qu'une fois que l'inté-
grité absolue des parois stomacales est compromise par
la plus légère fissure, l'ulcère peut, sous l'influence des
diverses causes relatées plus haut, s'accroître en largeur,
en profondeur, et déterminer des lésions très-graves, si
un traitement prompt et méthodique, aidé d'une hygiène
sévère, ne vient pas en favoriser la cicatrisation; car on
peut parfaitement comparer l'ulcère de l'estomac à une
plaie de la peau qui serait continuellement irritée par le
contact d'agents irritants.

GASTRORRHAGIE.

(HÉMATÉMÈSE, VOMISSEMENT DE SANG.)

On désigne sous ce nom une hémorragie qui a son siége dans l'estomac. Cette maladie est peu fréquente comme affection propre, mais elle est souvent le symptôme de lésions graves de cet organe, et a fixé l'attention des médecins dès la plus haute antiquité.

On a assigné comme cause, soit une *suppression d'hémorroïdes, de règles,* selon le sexe, ou la rupture d'un vaisseau causée par l'altération des parois de l'estomac. Certains purgatifs drastiques administrés intempestivement peuvent produire cette hémorragie, et des corps étrangers, tels que des pièces de monnaie introduites dans l'estomac, ont pu, en ulcérant cet organe, produire des hémorragies mortelles.

Il y a des exemples d'hémorragies de l'estomac produites par la présence de vers intestinaux dans cet organe; quelquefois la gastrorrhagie survient aussi pendant la grossesse; mais c'est le plus souvent une érosion de l'estomac, de nature *ulcéreuse* ou *cancéreuse*, qui cause ces hémorragies, ainsi que *certaines altérations du sang.* Cette affection n'est pas sans gravité; c'est une des hémorragies qui affaiblit le plus promptement et qui a une grande tendance à se reproduire, parce qu'elle jette un grand trouble dans les fonctions de nutrition, si on ne se hâte pas d'y porter remède.

La quantité de sang que le malade peut rendre est très-variable: il existe des observations de personnes en ayant rendu jusqu'à 15 kilogrammes en deux jours; mais ordinairement la moyenne est d'un demi-kilogramme dans les vingt-quatre heures; ce sang varie également dans sa couleur, selon qu'il a séjourné plus ou moins dans l'estomac, et on en retrouve aussi le plus souvent dans les selles, auxquelles il donne une couleur noire et une fétidité extrême.

On a vu un certain nombre de cas où ces hémorragies étaient foudroyantes, la quantité de sang rendu étant tellement excessive en peu de minutes que le malade succombe avant qu'il ait été possible de lui porter aucun secours.

Heureusement ces cas sont fort rares; car, pour que la mort soit aussi prompte, il faut qu'une artère se trouve tout à coup rompue ou perforée. Quelquefois aussi on voit ces hémorragies se continuer pendant plusieurs jours d'une manière lente et incessante, et avoir pour résultat une terminaison également funeste.

Dans cette affection, qu'elle soit considérée comme maladie *essentielle* ou comme symptôme d'une autre affection, il est très-nécessaire que l'on établisse le diagnostic d'une manière aussi précise que possible, afin d'instituer un traitement efficace.

TRAITEMENT DE LA GASTRORRHAGIE.

Le traitement de la gastrorrhagie a varié, selon que les auteurs qui l'ont conseillé considéraient cette maladie comme symptôme d'une autre affection ou comme maladie essentielle. Ainsi on a conseillé la saignée, les *réfrigérants*, la glace en boisson, l'eau froide. *Fr. Hoffmann* arrêta une hémorragie en plongeant les mains et les pieds du malade dans l'eau froide. On a beaucoup employé le suc de citron, le vinaigre.

J. Franck affirme avoir obtenu des effets surprenants d'un mélange acidulé de pulpe de *tamarin* avec la gomme arabique unies comme il suit :

Pulpe de tamarin,	60 grammes.
Gomme arabique,	12
Sucre blanc,	10

On a employé comme astringents l'*acétate de plomb* (*extrait de Saturne*). *Laidlaw* a recommandé contre ces hémorragies la potion suivante, reproduite dans l'ouvrage de *Valleix :*

Acétate de plomb,	80 centigrammes.
Teinture d'opium,	4 grammes.
Acide acétique affaibli,	60
Eau distillée,	80

On a essayé l'ergot de seigle, les *styptiques*, l'*alun*, le *sulfate de fer*, de *cuivre*, l'*extrait de ratanhia*. Le docteur *Sheridan* a même conseillé l'*ipécacuanha*. *J. Franck* donnait aussi la potion suivante :

8

Racine de rhubarbe,   2 grammes.
Gomme arabique,   15·
Miel pur,   ·   30
Eau,   300
Faire bouillir une demi-heure. A prendre par cuillerée.

Il est de la plus grande utilité de surveiller si le sang ne se forme pas en caillots dans l'arrière-gorge, ce qui pourrait amener la suffocation.

En même temps, et pour favoriser l'écoulement du sang qui pourrait s'accumuler dans le canal intestinal, ainsi que les gaz qui se produisent, on doit donner au malade quelques lavements émollients ou *légèrement purgatifs*, avec huile de ricin, miel de mercuriale, etc.

Lorsque les principaux accidents ont cédé au traitement, il est nécessaire de songer à rétablir les forces du malade, et les divers auteurs ne sont pas d'accord sur ce point. Naturellement on a conseillé les *toniques*, les *analeptiques*, le *quinquina*, les *jus de viande*, etc.

Tissot veut que l'on emploie les ferrugineux, que *Cullen* semble redouter beaucoup. ·

Il y a du reste une double indication à remplir dans ce traitement : 1° rétablir les forces du malade en reconstituant le sang que l'hémorragie a enlevé, 2° et prévenir les hémorragies ultérieures, si elles ne sont pas sous la dépendance d'une autre affection de l'estomac, qui alors réclamerait un traitement différent.

Pour nous, la plupart des gastrorrhagies essentielles sont le résultat d'altérations diverses du sang, soit qu'il ait perdu la plasticité qui lui est nécessaire, ou que des éléments morbifiques en aient altéré la pureté.

Dans ces cas, il ne peut reconstituer qu'imparfaitement l'organisme, et on comprend que, par suite de la désassimilation constante qui s'opère, la membrane muqueuse de l'estomac incomplétement réparée deviendra friable, et pourra, sous l'influence la plus légère, être le siége d'érosions par lesquelles le sang s'échappe ; ce qui explique ces hémorragies qui ne peuvent céder qu'à un traitement qui rende au sang les éléments qui lui sont indispensables.

La méthode *assimilo-thérapique*, dont l'action est de faciliter l'absorption des éléments reconstituants du sang, parvient très-promptement à triompher de ces altérations, dont un médecin doit toujours reconnaître la cause.

DU CANCER DE L'ESTOMAC.

———

Le nom de *cancer* en latin signifie *crabe*, et l'opinion du vulgaire, touchant cette maladie, était qu'un de ces animaux dévorait les parties atteintes de ce mal. Nous n'avons pas besoin de réfuter une pareille croyance.

Cette maladie est surtout caractérisée anatomiquement par ce que l'on appelle une *dégénérescence spécifique* des parois de l'estomac, d'où résultent tous les symptômes de l'affection.

Quoique la science ne soit pas encore fixée sur la nature intime de cette *dégénérescence,* les travaux intéressants qui ont été faits sur la maladie qui nous occupe ont du moins permis, dans le plus grand nombre des cas, de la spécialiser par les signes qu'elle fournit habituellement, et il est moins facile aujourd'hui de méconnaître cette redoutable affection, qui ressemble, ainsi que nous l'avons dit, en beaucoup de points, à *l'ulcère chronique* et à la *gastralgie.*

Cette maladie est un peu plus fréquente chez l'homme que chez la femme, circonstance que l'on peut attribuer surtout aux excès de boissons qui, chez celui-ci, sont aussi ordinairement de beaucoup plus fréquents, excès qui, ainsi que nous le verrons plus loin, selon l'opinion du professeur *Broussais*, en sont une des principales causes, quoiqu'il y ait beaucoup d'exceptions.

Elle survient de vingt-cinq à soixante ans, mais elle est surtout plus fréquente de trente-huit à cinquante. Beaucoup de malades n'ont, avant d'être atteints de cette affection, aucune espèce d'accidents du côté de l'estomac, digèrent bien, et sont même souvent robustes.

Le tempérament lymphatique paraît être le plus propice pour l'invasion de cette maladie.

On a prétendu que les hommes forcés d'écrire, menant une vie sédentaire, ou ceux qui, par état, sont obligés de se courber, étaient plus sujets que les autres à cette maladie; mais les observations ne sont point encore suffisantes; il en est de même des *émotions morales* vives, de *chagrins*.

Beaucoup d'observations existent qui semblent donner raison de l'action de cette cause; mais peut-être a-t-on confondu la cause avec l'effet au début de la maladie, quant au chagrin, car tous les malades atteints d'affections de l'estomac sont plus ou moins tristes et tombent souvent dans l'*hypocondrie*.

On attribue également le *cancer de l'estomac* à l'abus des plaisirs vénériens, à l'onanisme. D'un autre côté, un célèbre médecin, *Bayle*, professait que le *célibat* était une cause de développement du *cancer* de l'estomac.

On a rapporté quelques faits au sujet de l'*hérédité*, mais ils ne sont ni assez concluants ni en assez grand nombre pour que l'on puisse conclure, car beaucoup de malades atteints de *cancers de l'estomac* n'ont jamais connu dans leurs ascendants de parents atteints de cette maladie. Il faut donc, dans l'état actuel de la science, considérer le *cancer de l'estomac* comme toutes les tu-

8.

meurs cancéreuses qui surviennent dans les autres organes de l'économie ; il faut, disons-nous, le considérer comme une maladie *chronique grave,* qui demeure plus ou moins longtemps à l'état latent, et dont la guérison radicale est rare, malgré les nombreux faits rapportés, faits que nous avons dit reposer sur une erreur probable du diagnostic avec une autre maladie de l'estomac.

SYMPTOMES DU CANCER DE L'ESTOMAC.

Comme dans plusieurs maladies de l'estomac, l'*appétit est diminué* dès le début ; très-fréquemment, *les digestions sont pénibles ;* il y a des aigreurs, des renvois ayant quelquefois l'odeur d'œuf pourri.

Il y a aussi des douleurs à l'épigastre, comme dans l'*ulcère chronique ;* cette douleur donne, selon les malades, des sensations bien diverses. Les uns disent ressentir une chaleur intense, d'autres une fraîcheur très-grande, d'autres enfin ont la sensation d'un bouillonnement très-douloureux, ressemblant à des *coliques.*

Ces douleurs n'existent souvent que dans les derniers temps de la maladie.

Un des signes qui ne manquent presque jamais dans le cancer de l'estomac (*quoique existant dans beaucoup d'autres maladies de cet organe*), c'est le vomissement, qui a lieu le plus souvent à la suite du repas, et plus ou moins longtemps après l'ingestion des aliments, selon que la *dégénérescence* a son siége du côté de l'orifice du *cardia* ou du *pylore ;* il peut même ne survenir que 24 et même 48 heures après que les aliments ont été ingérés ; tantôt ces vomissements ne sont composés que de matières alimentaires plus ou moins altérées par un commencement de digestion; d'autres fois, ils contiennent des glaires, de la bile, ainsi que du sang, qui en fait varier la coloration jusqu'à la couleur noirâtre *marc de café.*

Du côté de l'*alimentation*, les symptômes varient beaucoup aussi, et l'estomac, dans plusieurs cas, semble choisir ce qui lui convient.

Ainsi souvent il arrive que les aliments les plus légers sont immédiatement rejetés, tandis que d'autres substances très-indigestes sont parfaitement tolérées.

Souvent on peut sentir à travers les parois extérieures une tumeur bien caractéristique, qui, immédiatement, vient confirmer les prévisions de l'observateur; mais, outre que le *cancer* de l'estomac peut siéger dans une portion de ce viscère peu accessible à la palpation, souvent aussi on a pris pour des tumeurs de nature cancéreuse des gaz ou des matières retenus dans l'intestin, et qui peuvent simuler parfaitement la sensation de la tumeur dont nous parlons si on n'a pas une certaine habitude de l'examen de ces maladies.

Il y a souvent une constipation très-opiniâtre, de l'amaigrissement; la face surtout a une coloration *particulière* difficile à décrire; en somme, on voit que le *cancer de l'estomac* ressemble, par beaucoup de points, comme symptômes, à d'autres lésions du même viscère, et que le diagnostic offre une certaine difficulté lorsque tous les signes ne sont pas complétement réunis. Aussi avons-nous réussi à guérir un certain nombre de personnes que plusieurs médecins avaient abandonnées comme les croyant atteintes de cette redoutable affection, et que notre méthode de traitement a complétement rétablies.

TRAITEMENT DU CANCER DE L'ESTOMAC.

Quoique dans le plus grand nombre des cas cette maladie puisse être considérée comme incurable, surtout lorsqu'elle touche à sa période ultime, on doit toujours chercher à employer contre elle les traitements palliatifs dont l'expérience a fait apprécier les bons effets, car il est d'une grande importance de rendre au moins supportables les longues souffrances de cette affection.

On a vanté les médicaments narcotiques, et on a surtout employé la *ciguë*, qui a été en possession d'une grande réputation depuis qu'un célèbre médecin allemand, *Stork*, croyait avoir découvert en elle le spécifique du cancer, et le professeur *Récamier* pensait que l'emploi de la *ciguë* joint à une *hygiène sévère* pouvait avoir une certaine influence sur la marche de cette maladie.

On administre cette substance en *pilules*, en *extraits*, en *emplâtres*, etc.

On a aussi vanté la *belladone*, et *Bayer, Hufeland, Hahnemann*, ont préconisé ce médicament. On a essayé les préparations de *fer*, d'or, de *mercure*, d'*iode*, l'*antimoine*, les *boissons gazeuses*, le *quinquina*, etc., etc.

Comme nous n'avons pas la prétention de pouvoir guérir cette terrible maladie, lorsqu'elle existe réellement, nous employons, quand elle se présente à nous, les divers moyens qui en atténuent les effets les plus douloureux.

DE L'IMPORTANCE

DE

L'EXAMEN CHIMIQUE ET MICROSCOPIQUE

DES URINES

DANS PLUSIEURS MALADIES DE L'ESTOMAC.

———————

Les anciens attribuaient beaucoup d'importance à l'examen des urines, et ils avaient tellement exagéré cette importance qu'un discrédit presque complet avait peu à peu fait négliger ce précieux moyen de diagnostic dans beaucoup de maladies, et que le nom de médecin des urines était souvent synonyme d'empirique pour beaucoup de personnes. Il est vrai de dire qu'une grande quantité de médicastres, qui se servaient de ce moyen sans en connaître la véritable valeur, n'avaient pas peu contribué à faire mépriser cette partie importante de l'examen de certaines affections.

Aujourd'hui que les progrès merveilleux de la *chimie organique* et ceux non moins magnifiques de la *microscopie* nous permettent de faire cet examen d'une manière complète dans beaucoup de maladies, on serait vraiment coupable de négliger une investigation facile, et qui donne des résultats certains dans la plupart des cas.

« On sait quelle absurde et abusive extension prit la séméiologie de l'urine non-seulement chez les praticiens barbares du moyen âge, mais même chez un grand nombre de médecins du seizième et du dix-septième siècle, qui prétendirent, sur la seule inspection de ce fluide, reconnaître la nature et le siége des maladies, et même prédire celles qui devaient survenir. Ces rêveries superstitieuses de l'*uroscopie* et de l'*uromancie* s'allièrent naturellement à toutes celles que l'art médical empruntait à l'alchimie, à l'astrologie et à la magie ; elles prirent un nouvel essor avec Paracelse, qui renouvela l'*uromancie* en lui donnant des bases chimiques.

« Ce n'est que dans ces derniers temps, depuis les progrès de la physiologie et de la chimie organique, que des recherches d'un caractère tout à fait scientifique ont pu être commencées sur le rôle de la sécrétion urinaire dans l'organisme, sur les rapports de cette sécrétion avec certaines maladies (*diabète, albuminurie, gravelle, calculs, goutte, altération des reins*, etc.)...

« L'examen chimique de l'urine, grossièrement commencé par Paracelse et Van Helmont (1644), poursuivi par Willis (1662), Bellini (1683) et Boerhaave (1724), a enfin acquis, depuis la fin du dix-huitième siècle, par la découverte de l'urée et de l'acide urique par *Rouelle* et *Schèele*, et surtout par les analyses de *Fourcroy, Vauquelin, Berzelius*, etc., une exactitude et une importance incontestées, et ouvert des voies toutes nouvelles à la physiologie et à la pathologie.

« Les recherches microscopiques sont venues aussi joindre leurs résultats aux signes que les autres moyens avaient donnés. Ces divers faits appartiennent à la science actuelle. » (*Raige Delorme.*)

LISTE

DES OUVRAGES CONSULTÉS.

—◦◦◦—

ABEILLE MÉDICALE, rédacteur en chef, M. A. Bossu.

ADELON (N.-P.). Physiologie de l'homme, 1829.

ANDRAL et GAVARRET. Recherches sur les modifications de quelques principes du sang dans les maladies, *Mémoire présenté à l'Académie des sciences*, 1840.

BARRAS (J.-P.-T.). Supplément au traité des gastralgies, etc., 1831.

BÉCLARD (J.). Traité élémentaire de physiologie humaine, 1857.

BECQUEREL (A.). Traité d'hygiène privée et publique, 1851.

BECQUEREL et RODIER. Traité de chimie pathologique appliquée à la médecine pratique, 1854.

BÉRAUD (J.-B.). Manuel de physiologie de l'homme, etc.,1857.

BERNARD (Cl.). Leçons de physiologie expérimentale appliquée à la médecine faites au Collége de France, 1856.

BERNARD (Cl.) et BARRESWIL. Analyse du suc gastrique, Comptes rendus de l'Académie des sciences, 1844.

BERZÉLIUS (J.-J.). Traité de chimie minérale, végétale et animale, traduit par MM. Hœfer et Esslinger, 1849.

BICHAT (Xav.). Anatomie générale appliquée à la physiologie et à la médecine, avec additions par P.-A. Béclard et Blandin, 1831.

BILLING. Premiers principes de médecine, traduit de l'anglais par Achille Chereau, 1847.

BLONDLOT. Traité analytique de la digestion considérée particulièrement dans l'homme et les animaux vertébrés, 1843.

BOUDAULT. De la pepsine, 1856.

BOUCHARDAT. Annuaires de thérapeutique.

BOURDON. Principes de physiologie médicale, 1828.

BROUSSAIS. Traité de physiologie appliquée à la physiologie.

CHAUSSIER. Article Nutrition, *Dictionnaire des sciences médicales*.

CHEVREUL (E.). Recherches chimiques sur les corps gras d'origine animale, 1823.

CHOMEL. Des dyspepsies, 1857.

CHOSSAT (C.). Recherches expérimentale sur l'inanition, 1843.

CORVISART (L.). Dyspepsie et consomption, 1854.

DELORE (X.) et BERNE (A.). Influence des découvertes physiologiques et chimiques récentes sur la pathologie et la thérapeutique des organes digestifs, 1857.

DONNÉ (A.). Anatomie microscopique et physiologique des fluides de l'économie.

Dumas. Chimie physiologique et médicale, 1846.

Fodéré (F.-E.). Essai de physiologie positive appliquée spécialement à la médecine pratique, 1806.

Gazette des Hopitaux, rédacteur en chef : docteur Brochin, 1859 à 1861.

Gmelin (Léopold). Chimie organique appliquée à la physiologie et la médecine, traduit de l'allemand par J. Meichen, 1823.

Graham (Th.). Traité de chimie organique, traduit de l'anglais par M. E. Mathieu Plessy, 1843, in-8°.

Grimaud (J.-C.-M.). Cours complet de physiologie distribué en leçons, publié par le docteur Lanthois, 1824, 2 vol. in-8.

— Mémoires sur la nutrition, 1787, 1 vol. in-8°.

Grimaud et Durochet (P.-C.). Essai sur la physiologie humaine, 1825, in-12.

Lecanu. Nouvelles recherches sur le sang, 1831, in-8°.

— Études chimiques sur le sang humain, 1831, in-4°.

— Nouvelles études chimiques sur le sang, 1852, in-8°.

Lehmann (C.-G.). Précis de chimie physiologique animale, traduit de l'allemand par M. Ch. Drion, 1855, in-12.

Lhéritier (S.-D.). Traité de chimie pathologique et recherches chimiques sur les solides et les liquides du corps humain, dans leurs rapports avec la physiologie et la pathologie, 1842, 1 vol. in-8°.

Liebig (Justus). Chimie organique, appliquée à la physiologie animale et à la pathologie, traduite par M. Ch. Gerhardt, 1842, in-8°.

— Traité de chimie organique, traduit par M. Ch. Gerhardt, 1844, 3 vol. in-8°.

Longet (F.-A.). Traité de physiologie, 1860.

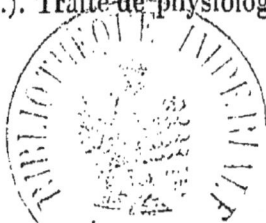

9

LUTON (A.). Recherches sur quelques points de l'histoire de l'ulcère simple de l'estomac, 1858.

MAGENDIE. Précis élémentaire de physiologie, 1836, 2 vol. in-8°.

MALAGUTI. Leçons élémentaires de chimie, 1853, 2 vol. in-12.

MARTIN LAUZER (A.). Revue de thérapeutique médico-chirurgicale.

MIALHE et PRESSAT. De la pepsine, et de ses propriétés digestives, 1860.

MIALHE. Chimie appliquée à la physiologie et à la thérapeutique, 1856, in-8°.

MILLON (E.). Éléments de chimie organique comprenant les applications de cette science à la physiologie animale, 1848, 2 vol. in-8°.

MULLER (J.). Manuel de physiologie traduit de l'allemand avec des additions par A.-J.-L. Jourdan, membre de l'Académie impériale de médecine, 2e édition, revue et annotée par E. Littré, membre de l'Institut, etc., 1851, 2 vol. in-8°.

NYSTEN (P.-H.). Dictionnaire de médecine, 1858.

PAYEN (A.). Des substances alimentaires et des moyens de les améliorer, de les conserver et d'en reconnaître les altérations, 1856, in-12.

PREVOST et DUMAS. Examen du sang et de son action dans les divers phénomènes de la vie, 1820, in-8°.

RICHERAND. Nouveaux éléments de physiologie, 10e édition, revue et augmentée par Ph. Bérard, 1832, 3 vol. in-8°.

ROBIN et VERDEIL. Traité de chimie anatomique et physiologique, ou des principes immédiats du corps de l'homme et des mammifères à l'état normal et à l'état pathologique, 1853, 3 vol. in-8°.

Rostan. Cours élémentaire d'hygiène, 1828, 2 vol. in-8°.

Tiedmann (Fréd.). Traité complet de physiologie de l'homme, traduit de l'allemand par A.-J.-L. Jourdan, D. M. P., 1831, 2 parties.

Tiedmann et Gmelin. Recherches sur la route que prennent les diverses substances pour passer de l'estomac et du canal intestinal dans le sang, 1821.

Trousseau (A.) et Pidoux (H.). Traité de thérapeutique et de matière médicale, 1855.

Valleix (Fl.-I.). Édition Racle et Lorrain, 1860.

TABLE DES FIGURES.

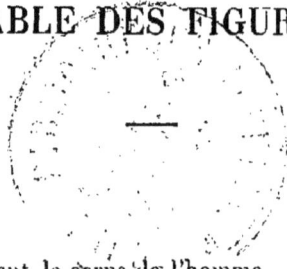

TABLE DES MATIÈRES.

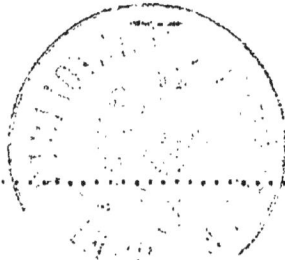

SECONDE PARTIE.

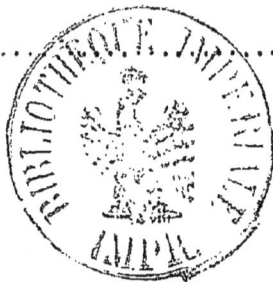

FIN DE LA TABLE DES MATIÈRES.

www.ingramcontent.com/pod-product-compliance
Lightning Source LLC
Chambersburg PA
CBHW071513200326
41519CB00019B/5922